疲劳自救手册

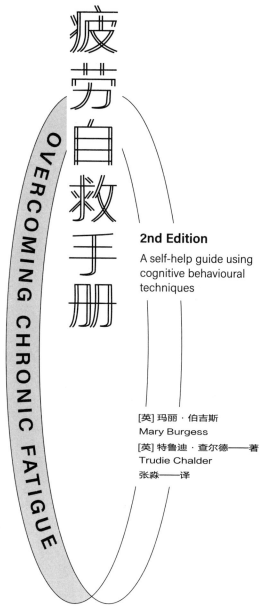

OVERCOMING CHRONIC FATIGUE

2nd Edition

A self-help guide using cognitive behavioural techniques

[英] 玛丽·伯吉斯
Mary Burgess

[英] 特鲁迪·查尔德——著
Trudie Chalder

张淼——译

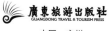

GUANGDONG TRAVEL & TOURISM PRESS

中国·广州

玛丽

致马丁（Martin）和我的孩子们：

艾米丽（Emily）、瑞秋（Rachel）、汤姆（Tom）

和安娜（Anna）

特鲁迪

致所有发现此方法有用且告诉我改变是可能的人

致 谢

《疲劳自救手册》的第 2 版是多年探索研究的成果，许多人为这部作品的诞生做出了贡献。我们想首先感谢那些患有慢性疲劳综合征（chronic fatigue syndrome，CFS）的人，他们运用了第 1 版中介绍的技巧，并向我们提出了书的改进建议。我们还要感谢过去和现在的同事，他们对本书做出了评论。

慢性疲劳综合征的生理学解释和自主唤醒部分所包含的一些内容来自利物浦的物理治疗师保利娜·鲍威尔（Pauline Powell）所写的一本未出版的治疗手册。

"克服无益的思维模式"这一章最初受到了克里斯汀·帕德斯基（Christine Padesky）和丹尼斯·格林伯格（Dennis Greenberger）研究的影响。如果想要更详细地了解这一章的观点，我们建议你读一读他们的《理智胜过情感》（*Mind over Mood*）一书。伊拉姆·萨塔尔（Iram Sattar）是一位全科医生，他对不同的文化需求特别感兴趣，为本书的文化问题部分做出了贡献。

硕士生阿比盖尔·蔡尔兹（Abigale Childs）为我们撰写"有用的资源"一章提供了帮助。

序　言

玛丽的一位来访者

　　这本书里介绍的工具、练习和指导非常有用。

　　它们甚至可以说拯救了我的生命。

　　这么说似乎有些夸张，令人难以相信，但老实说，这是事实。

　　我曾尝试过用其他一些广为流传的"方法"来帮助我克服疲劳和挑战，但不幸的是，它们不仅没有起作用，反而让我的情况变得更糟了。

　　然后，我遇到了玛丽·伯吉斯医生，并了解到认知行为疗法（cognitive behavioural therapy，CBT）。

　　我有幸与玛丽一起参与了一个CBT项目，而本书就是那个项目衍生而来的自助指南。

　　玛丽从来不会用她的正式头衔——"伯吉斯医生"——来介绍自己，她与我遇到过的其他医生或健康从业者不同。

　　面对患者，她从不以权威自居，认为"医生知道一切"。她会以**我需要**的方式与**我**合作，帮助我取得进步，最终恢复健康（这也是最重要的）。

　　为了让你们对玛丽有更直观的了解，我跟你们分享我的一次亲身经历。

有一段时间我病得无法出门，有一次，她竟然从伦敦的国王学院医院（King's College Hospital）的慢性疲劳综合征病房一路骑单车到我家为我进行治疗。

没有穿白大褂。

而是穿着黑色的单车短裤、带踏脚套的单车鞋、彩色的单车上衣，戴着头盔和黄色的墨镜（这不是为了耍酷，而是为了更清楚地看路）。

她没有摆出一副权威人士的姿态。

而是给予了我一份真诚的关爱，用一种有用但略有挑战性的方法，怀着充满希望和乐观的态度，深沉而坚定地相信我**可以并且将会变得更好**，即使当我对自己失去了所有的希望，甚至根本不认为自己能恢复健康的时候，她依然相信我。

所以现在，我在这里。

写下这些文字。

送给你。

以此为证。

你可能没有机会直接与玛丽一起工作，但这本书凝结了她24年的心血，简单且具有惊人的影响力，可以帮助你变得更好、更健康。

我真心希望你不会像我一样病得无法出门，但如果你不幸像我一样，请放心，这本书中介绍的方法会帮助你恢复健康。

说实话，过程很艰难，但现在回过头看看那些我费尽心力完成的挑战以及似乎完全不可能取得的进步，我的嘴角扬起了微笑。

给你举个具体的例子。有一次，在被困在家里很久之后，我又害怕出门了。我已经完全失去了做任何事情的信心。我鼓足勇气向我家门口走去，在距离门口只有14步远的地方，我感觉自己整个被恐惧淹没，似乎永远不可能走出这扇门了。

然而！

通过使用玛丽介绍的方法，尤其是专注于一个目标（短距离散步）和转变无益的思维模式（尤其是灾难化思维）后，我能够走到门口，再返回原地了。

这是多么巨大的成就啊！

现在回想起那天，是的，走到门口似乎只是很小的一步，但对我而言，却是巨大的一步。

这就是这本书的关键。

一小步一小步地往前走（无论是字面意义还是隐含意义），你就可以变得更好，哪怕每一步都看似微不足道。

（走到门口后，我的下一个目标就是最靠近门口的那棵树。然后是下一棵树，再下一棵树……现在，我可以轻松地走两三英里①，也可以和我儿子在公园里踢足球。）

同样，在你的信念中，**看似微不足道的小小改变也会改变你的人格底色——你是一个什么样的人。**

向下追问的技巧真的很有效！

一开始，我甚至无法相信我已经用新的核心信念取代了旧的核心信念。

现在，我信了。

你也可以做到！

试一试饼图练习，我喜欢叫它"生活饼图"。

饼图是我形成新的核心信念的过程中非常有用的一个工具，也帮助我对生活的各个方面保持着正确的观点，最重要的是，它能帮助我保持平衡，以免我陷入彻底的失败。

老实说，我再也不想回到从前的样子了。

但现在我知道，怀疑和害怕自己的状况永远不会变好是完全没有根据的。

为什么？

因为我变成了现在的这个我。

所以，就让这本书成为你的玛丽医生吧。

让它指引你，帮助你。

---

① 1英里≈1.61千米。——编者注

让它帮你变得更好、更健康。

这本书非常宝贵和实用，以下是我这些年来与慢性疲劳综合征抗争的一些感悟和启发。

身体是你最好的朋友

身体从来没有也永远不会背叛你。它会永远站在你这一边，永远陪在你的身边。你的身体不会说话，所以它用症状来传递信息。你会感到疲劳或疲倦是因为，你的身体在试着告诉你要做出一些改变，更加尊重自己，更加善待自己。我以前经常因为感觉太累或不能出门而责备自己。现在，我意识到这样做只会让事情变得更糟糕，所以我不再做自己最大的敌人了，而是做自己最好的朋友。我和我的身体是永远的好朋友！

我目前还做不到

当你的自信心减弱，心中的目标似乎成为永远无法抵达的高峰时，让"**目前还**"成为你生命之旅的好伙伴。把"我做不到"变成"我目前还做不到"。感受到这两者之间的区别了吗？少了"目前还"，我们就会觉得那是一座不可能抵达的高峰，一扇向我们关闭的门，没有希望，没有可能性，肯定会失败。如果有了我们的朋友"目前还"，那么即使那扇门可能只是微微开着，但是，哦，天哪，有一道美丽的银光穿过门缝透了过来，哦，有着无限可能！我们定能抵达峰顶！

从小事做起

除了我们最喜欢的伙伴"目前还"，把事情分成尽可能小的步骤去完成也是帮助我取得进步的"魔法酱"。把你的目标分解成一个个小步骤真的很有效！越小越好，因为步骤小不仅意味着我能实现它，还会帮助我培养"我可以做到"的自信和自我信念。相信我，我就这么做过。

边走边庆祝

时刻牢记目标很好，但不要让终点破坏了过程。即使你迈出的一步看似微不足道，也要庆祝一下！（这听起来可能有点老套。）你可以拍拍自己的背，给自己一个拥抱，或者给自己一些认可和鼓励。这是你应得的，是的，你值得获得这些！

如果不喜欢现在的方式，那就换个方式

起初，我根本写不出睡眠和活动日记。它们仿佛紧盯着我，眼神冷漠、空洞、充满威胁。当我真的试着去写的时候，我很痛苦，因为我感觉它们在更加严厉地瞪着我，让我感觉自己又失败了一次。对此我的解决方案是什么？换一种方式！我天生就是一个有创意、有设计意识、喜欢画画的人，所以用彩笔和便利贴写日记更加适合我。很快，日记成了我的朋友，鼓励着我，为我加油！

爱自己，这与他人无关

真的，爱自己，与别人无关，这是你需要做的最重要的一件"事"。当我慢慢地停止消极的自我暗示和无益的思维模式时，我开始能同情和爱自己了。现在，当我犯错误的时候，我不会严厉地批评自己一通，我会提醒自己每个人都会犯错，而且真的，这没关系。确实没关系。

关注让自己感觉好的事情

如果有那么几个时刻、几天甚至几周，你感觉很糟糕，什

么都做不了，那么就把你的注意力集中在一些细小而**美好**的事情上吧。即使只有一件事情也足够了。对我来说，小而美好的事情有：阳光透过窗户洒进来，听到鸟儿歌唱，看着街对面的树，抚摸自己的狗，享受精油的香味，读一会儿书，凝望夜空中的星星。无论对你而言什么是美好的，都要敞开心扉，**让它在你的生活中驻足**。它会提醒你，你是谁，你可以成为什么样的人。

你并不孤单

在经历这种使人虚弱的疲劳时，你遇到的最大的困难之一就是孤独。因病困在家里意味着你不能出门，不能见朋友，什么都不能做。在这种状态下，我对自己的感觉会更糟糕，我的消极自动想法也会泛滥成灾。（转变无益的思维模式的练习可以拯救你！）减轻这种孤独感最有效的方法之一就是，了解其他经历过疲劳的人的情况，以及他们是如何走出来的。这么做会让我感觉不那么孤单，也会让我意识到我的经历其实很普遍。我并不是希望其他人也经历这种疲劳，只是希望我以及这本书中其他人的故事能鼓舞你、安慰你，最重要的是，能够让你知道，你绝对不是孤单的一个人。

相信自己可以做到

相信自己能做得更好，你就会做得更好。在很长一段时间里，我都不认为自己能变得更好。我看不到任何未来，不认为我真的很好，也不认为自己可以再做些什么。当时我身处一个黑暗、深邃的地方，很难看到前进的道路。所以，如果你也在这样的地方，或者即使你所在的地方没有那么黑暗，请让这本书成为你的灯塔。当我看不到未来的时候，玛丽带给了我一线希望。你可以变得更好。一小步一小步地变得更好。这本书，还有书中的玛丽，将会伴随你走过未来的每一步。

现在看来，似乎有太多的事情要去做。但我分享的这些都不是本书希望你一定要做的。

如果说我分享的这些有什么价值的话，那就是你在实践本书的建议时可以怀着上面的心态。

你就是自己的动力之点。

一直都是如此。

玛丽可以指引你，书中的信息、工具、练习和指导可以帮助你从疲劳中恢复过来。

但是请记住：

你有能力改变你的生活，恢复健康，变得真正充满活力。

就这样吧，亲爱的读者，我马上要去和一位朋友共进午餐，然后去学校接我的儿子一起走路回家！在几年前，这些是我做梦都不敢想的事情。

愿你一切安好，也愿你的心灵再次开始歌唱。

前　言

　　疲劳是许多使人衰弱的慢性疾病的主要症状，这些疾病包括慢性疲劳综合征、慢性疼痛、癌症、炎症性疾病和慢性呼吸道问题。不过，当人们过度消耗精力、工作过度或睡眠状况不佳时，也会感到疲劳。

　　我们很高兴能有机会写这本书的第2版。我们写这本书的第1版主要出于以下几个理由。首先，我们在伦敦的国王学院医院进行了一项小型研究，研究发现，一些患者只在治疗师的电话指导下使用这本书中介绍的方法，他们的病情就有所好转了。其次，有些人无法请专业的临床医生帮助他们克服疲劳相关的问题。最后，有些人很难做到按时去医院复诊。这可能是因为他们的症状很严重，去医院的距离很远或工作、家庭事务繁忙。之后，我们做了进一步的研究，并收到了来自临床医生以及独自使用或在治疗师的指导下使用这本书的读者的反馈，综合这些研究结果与反馈，我们对第1版进行了调整，这就是你们现在看到的第2版。为了保护来访者的隐私，我们对有些在书中出现的名字使用了化名。

　　在本书中，我们引用了一些关于慢性疲劳综合征的参考文献，并专门用一章来介绍它们。我们这样做是因为最初转诊到我们这儿来的病人主要是因为慢性疲劳综合征。不过，在过去十年左右的时间里，也有人因为其他原因导致的疲劳来找我们看病，我们也会用本书中介绍的方法来帮助他们。

本书旨在帮助你克服疲劳和其他相关症状，提高你的生活质量。

本书提供的建议足以帮助一部分人感觉更好，不过不一定能完全解决每个人的问题。在第14章"有用的资源"中，我们提出了关于如何获得进一步帮助的建议。

如何使用这本书

这本书的内容是按人们通常认为有用的顺序排列的。因此，我们建议你按行文顺序阅读本书。第102—103页介绍了制订一份活动计划的步骤，你可以根据这个步骤来指导你的康复之旅。如果某个章节与你不相关，就跳过它。如果有需要，你随时可以回过头来读这一部分的内容。

在大部分章节中，我们会要求你写一些日记，你可以把里面的空白表格复印下来留作备用。如果你不喜欢日记的形式，也可以设计一些与之类似但更适合你的工具。

如果你知道身边有人热心地支持你，第15章"给伴侣、亲人和朋友的一些建议"可能会对你有所帮助。

这本书包括什么内容

本书共分为4个部分：

第一部分旨在帮助你更加了解自己的疲劳问题。它介绍了导致许多慢性疲劳综合征患者开始出现疲劳症状的一些因素，然后讨论了一些让慢性疲劳问题持续存在的因素。

第二部分包括10个章节（第3—12章），介绍了各种旨在帮助你克服疲劳问题的实用策略。请先看看第48—50页的"几句提醒"，以判断本书介绍的方法是否适合你。

第三部分着重于协助你巩固你所学到的知识，并提出了一些建议来帮助你保持成果，继续进步。此外，我们也提供了一些信息，包括在哪里可以得到进一步的帮助以及一份阅读清单。

第四部分为你身边的人提供了一些简单的指导和信息，比如你的伴侣、亲人和密友。这一章的目的是帮助这些人了解你的疲劳问题，并在你需要的时候为你提供支持。

目　录

第二部分　康复的步骤

第三部分 继续前进

第四部分　其他人如何帮助你

第一部分

理解慢性疲劳综合征

1　慢性疲劳综合征是什么

在本章中，我们将介绍一些关于慢性疲劳综合征的背景知识，并讨论可能导致人们患上慢性疲劳综合征的一些因素。我们还会对慢性疲劳综合征患者的许多常见症状进行解读，并探讨当下的一些治疗方法。

疲劳是什么

疲劳是一个很难解释清楚的概念，因为疲劳的感觉因人而异。人们经常会用诸如**虚弱、无精打采、极度疲倦**或**困倦、精力严重不足**或**精疲力尽**这样的词汇来形容疲劳感。疲劳与健康的人所体验到的正常的疲倦感很不一样。

疲劳是一个很常见的问题。许多疾病，如慢性疼痛、甲状腺问题、贫血和癌症，都可能会出现疲劳这一症状。疲劳感很少单独出现，它常见于病毒感染后（比如腺热）或在生活非常繁忙紧张时。无论产生疲劳的原因是什么，它都是一个**真实存在的、会使人变得虚弱的**问题。

慢性疲劳综合征是什么

慢性疲劳综合征又称病毒感染后疲劳综合征（post-viral fatigue syndrome，PVFS）或肌痛性脑脊髓炎（myalgic encephalomyelitis，ME），是近年来备受人们关注的一种疾病。一直以来，这种疾病都没有一个统一的名字，因为人们对是生理因素还是心理因素对其的影响更大存在很多争议。这种对疾病过时的二元论观点认为，身体和心理是分开运作的，这种观点无助于理解任何疾病。稍后我们将提供一些帮助大家理解慢性疲劳综合征的其他视角。

慢性疲劳综合征是这种疾病的一个新叫法，其实早在100多年前这种疾病就有专门的叫法——**神经衰弱**。

慢性疲劳综合征患者的主要症状是持续性的身心疲惫，其不同于一般的疲劳感，它势不可当。其他症状可能包括肌肉或关节疼痛、喉咙痛、头痛、四肢发麻、头晕、对光线和噪声敏感。慢性疲劳综合征与纤维肌痛综合征有一些明显的相似之处，纤维肌痛综合征是一种广泛性的肌肉骨骼疼痛和疲劳疾病，但是纤维肌痛综合征的症状更多的是肌肉疼痛。

患有慢性疲劳综合征的人经常会出现思维障碍，比如注意力不集中、难以找到适合的词汇表达自己的想法以及短期记忆受损。人们有时会用"头脑一团乱麻"来形容这种感觉。睡眠问题也很常见，例如难以入睡，睡眠时间过长，睡得不安稳，经常做梦，频繁醒来，以及醒来时感到精神不振。许多患有慢性疲劳综合征的人也有消化功能紊乱的症状，比如腹胀、恶心、食欲不振。他们还经常会食物不耐受，或对某些食物、酒精和含咖啡因的物质（如茶和咖啡）变得更加敏感。

慢性疲劳综合征的症状因人而异，这些症状会以不同的方式影响人们的生活。对有些人来说，患上慢性疲劳综合征可能意味着得放弃工作或学习，甚至减少或限制社交和休闲活动。家庭生活可能会发生改变：例如，你可能会少做些家务，少做几顿饭，或者少帮忙照顾孩子。你的人际关系可能会发生改变，你可能会不太想或没有精力与他人进行亲密的交往。小部分慢性疲劳综合征症状较严重的患者可能在大部分时间里都无法走出家门。身体和心理的劳累常会使患者的症状加重，有时压力也会造成这个结果。这些症状可能会使一些人感到焦虑或情绪低落。

如何诊断慢性疲劳综合征

就像许多其他非单一病因的疾病，例如肠易激综合征（irritable bowel syndrome，IBS），慢性疲劳综合征也无法根据某些检测结果来诊断。慢性疲劳综合征通常是通过详细记录症状，包括它们是如何开始的、表现如何（例如症状是否会因某些活动而加重）以及症状出现时间的长短来进行诊断的。诊断过程中还将对患者进行基础血液检查，以排除其他疾病导致这些症状的可能性；有时还会进行其他更专业的检查，例如最近体重是否明显减轻，或在出现疲劳相关症状之前是否曾去国外旅行过。医生能够对慢性疲劳综合征做出诊断，但有时他们更愿意将患者转诊给对慢性疲劳综合征感兴趣的专家。

慢性疲劳综合征有多常见

很难确切地说慢性疲劳综合征在普通人群中有多常见。首先，这取决于如何定义慢性疲劳综合征。其次，虽然有些人可能有慢性疲劳综合征的所有症状，但他们可能不认为这是疾病。

尽管在英国所有去看医生的病人中，有10%—30%的人感觉疲劳已经好几周了（美国的这一比例是15%—27%），但研究表明，这些病人中只有一小部分人会被诊断为患有慢性疲劳综合征。慢性疲劳综合征似乎在女性中比在男性中更为常见。对此，专家做出了各种解释，其中最引人注目的一项是，随着社会对女性的要求和期望的提高，她们的角色发生了变化。虽然疲劳在儿童时期相对不常见，但它在青春期的发病率会有所上升。在成年时期，慢性疲劳综合征随时都可能发生。

什么会导致人们患上慢性疲劳综合征

如上所述，慢性疲劳综合征并不是由单一原因引起的。人们在自己患病初期会经历各种不同的事情。有些人可以确切地说出自己是在哪一天患上慢性疲劳综合征的；而另一些人的发病过程比较缓慢，无法确切说出自己的患病时间。有鉴于此，不太可能找到导致慢性疲劳综合征的单一原因。而且，越来越多的证据表明，许多因素可能会引发这种疾病。

如果你患有慢性疲劳综合征，很可能是以下因素导致的，不过这可能不是全部。可能还有一些我们没有提到但你觉得引发了你的疲劳的因素。

病毒感染

慢性疲劳综合征最初通常与一些疾病有关，一般为病毒感染类的疾病，例如腺热。像腺热这种严重的病毒感染会让我们在长达 6 个月的时间内都感到疲倦。

有时人们会感染很多病毒，这可能表明他们已经疲惫不堪了。然而，没有明确的证据表明，在病毒感染者患上慢性疲劳综合征后，他们体内的病毒或细菌会继续存在。最近的研究表明，在感染最严重的时候过度休息可能会使患者的症状在几周或几个月后恶化。虽然建议患者要在感染急性期"放松"，但过多的休息是无益的。

生活方式

疲劳可能与忙碌的生活方式有关。在生活中几乎没有机会放松会带给人很大的压力，即使这样的生活可能让人感觉可控和兴奋。在感染病毒或患上其他疾病后，如果一个人仍然要像往常一样在工作或家庭中履行自己的责任，这时候他就会感到有压力，甚至精疲力竭。太忙碌和不活动都容易导致疲劳。

生活事件

换工作、结婚、搬家、离家（例如开始大学生活）、失去亲人、结束一段长期的亲密关系，所有这些会带给人压力的事件都可能使一个人更容易患上慢性疲劳综合征。

性　格

患有慢性疲劳综合征的人对自我的评价通常是：工作努力、认真负责，并且他们对自己的期望很高。具有这种性格的人往往会非常努力地完成所有事情，几乎不会给自己留下娱乐或放松的时间。

什么会让慢性疲劳问题持续存在

导致慢性疲劳综合征的因素有很多，同样的，让慢性疲劳综合征持续存在的因素也有很多。每个人的情况都是独一无二的，但你可能会觉得下面的某些因素符合你的情况。

病毒感染后过早恢复正常活动

如果你在感染病毒或患有其他疾病的时候如常活动，或立即恢复到原来的活动水平，那么你的恢复期可能会更久，因为你的身体正在超负荷工作。

过度休息

当你得了急性病或感染病毒时，短时间休息才是正确的做法，休息时间过长只会阻碍你康复，并导致一系列问题。证据表明，当你染上病毒性疾病时，休息得越多，6个月后就会出现越多的症状。长时间的休息会让人更难再度活跃起来，而且会增加疲劳。休息时间过长会影响心血管系统、神经系统和肌肉骨骼系统。本书第13—25页的"慢性疲劳综合征对身体的影响"一节介绍了更多关于慢性疲劳综合征生理影响的细节。

接收到的关于疾病本身
以及如何治疗的信息令人困惑

许多慢性疲劳综合征患者会从各种渠道寻求建议或治疗。他们可能接收到了各种不同的信息，这可能会给他们造成困惑。健康专业人士经常会善意地告诉他们，患了慢性疲劳综合征就应该休息，而且经常鼓励他们休息过长的时间。这个建议常常传递了一些令人恐惧的信息——不休息会导致长期患病。这很容易让他们感到困惑，不知道怎样做对身体才是最好的，并让他们在寻找潜在的"治疗方法"时付出更多的努力。

过度活动与长时间休息交替进行

有些人将其称为"活跃与静修交替模式"，对此我们的理解是，如果在有精力时做太多事情，之后你就会感到更疲劳，而不得不休息更长时间。长期来看，这种活动模式会使问题恶化，从而使你很难养成规律的作息。

不安稳的睡眠模式

睡眠模式紊乱或不安稳在慢性疲劳综合征患者中很常见，这无疑会加重患者的疲劳感和其他相关症状。可能导致睡眠模式紊乱的因素包括：入睡或起床时间不规律、白天休息或睡眠时间过长、睡觉时担心事情或思维活跃。

关注症状

慢性疲劳综合征患者通常会出现一些令人苦恼和使人衰弱的症状，因此你时常为之担心是可以理解的。不幸的是，你越关注这些症状，它们就会越严重，换句话说，你越关注它们，你的感觉可能会越糟糕。

担心活动会加重你的症状

通常慢性疲劳综合征患者在任何活动之后都会感到越来越疲劳或疼痛，很多患者把它解读为自己正在伤害自己的身体，这是可以理解的。如果你有这样的担忧，你可能会因为相信休息会让你感觉更好而减少活动，休息很长时间，这也是可以理解的。然而，正如我们提到过的，休息太久会导致一系列问题的出现。

生活压力大，情绪低落

许多慢性疲劳综合征患者在症状的影响下，面临着重大的、持续的压力和问题。这些压力和问题可能包括：

- 因放弃工作或缩短工作时间而陷入财务困境；
- 担心能否保住工作或跟上学业进度；
- 由于对抚养子女感到更加无力而对家庭角色的改变感到焦虑；
- 社交减少，产生孤独感；
- 因无法像之前一样做一个"好"父母而感到内疚，比如陪孩子玩耍、教孩子写作业、一起出游，等等；
- 感情问题，比如如果你感到不安或内疚，你的伴侣就不得不比以前做更多的事情来帮助你从中走出来，或者你无法像之前那样靠自己从中走出来。

这些压力和焦虑会使患者产生受挫、无助和对生活失去控制的感觉。有时这些感觉会导致患者情绪低落，甚至抑郁。情绪低落又会进一步加剧疲劳，导致患者做事的动力减弱，做事情时难以享受其中。

慢性疲劳综合征对身体的影响

许多慢性疲劳综合征患者担心之所以会出现这些令人苦恼的症状可能是因为自己患上了某种疾病，只是没有被检查出来而已。另一些在慢性疲劳综合征开始时感染过病毒的人有时会担心病毒仍在他们体内或已经对身体造成了伤害。有学者对此进行了大量的研究，试图从生理学角度对慢性疲劳综合征患者所经历的令人苦恼和使人衰弱的症状进行解释。

随着时间的推移，活动的减少或不规律以及休息时间的增加会引起身体的变化。这些变化不仅会强化慢性疲劳综合征不愉快的感觉，还会引起其他症状，比如运动时肌肉疼痛加剧。但无须太过担心，通过物理康复或锻炼可以逆转这些变化。

研究人员观察了当健康人群减少活动时，休息会对他们产生什么影响，发现不活动的健康人和慢性疲劳综合征患者之间存在许多相似之处。接下来我们将了解长时间不活动对身体的影响以及你可能会有的感觉。

肌肉功能的变化

与经常活动的健康人相比，慢性疲劳综合征患者肌肉中活跃的细胞线粒体（细胞中产生能量的微小结构）及其酶的数量会减少。研究也发现，不活动的健康人肌肉中活跃的细胞线粒体也会减少。当运动水平较低时，细胞线粒体会减少，从而导致乳酸的产生，进而限制肌肉的功能。

感觉肌肉缺乏力量或能量可能就是由细胞中发生的这些变化造成的。活动减少会导致肌肉质量（肌肉的力量、色泽和大小）下降，从而降低将血液挤压回心脏的效率，导致血液集中在腿的下半部分。

在活动和休息时，血液集中会引起疼痛。如果不经常使用肌肉，它们就会变得不健康或开始衰退。当这些肌肉在运动中收缩时，就会产生不均匀的应力。

长时间不活动可能会使人产生一种虚弱和不稳定的感觉，随之而来的是延迟的疼痛和不适。对每个人来说，当他们开启一项新的锻炼计划或进行他们不习惯的锻炼项目时，肌肉疼痛和僵硬是很自然的。因此，肌肉疼痛和僵硬并不意味着应该停止这项运动。运动需要坚持不懈，肌肉也需要逐步去锻炼。

心血管系统的变化

当人在休息的时候，他的心血管系统（包括心脏和血管）会很快出现衰退。休息的时间越长，衰退得越厉害。

伴随心血管系统衰退发生的身体变化包括：

- 卧床休息1—2天后，血容量减少；

- 卧床休息8天后，红细胞体积变小，血液的携氧能力降低；

- 卧床休息20天后，心脏容积减少约15%，输送到其他器官的血液减少。

上述身体变化可能会使你在运动时感到**呼吸困难或头晕**，并令你感到**疲劳**。

躺下休息后，再次站起来时血压会下降（体位性低血压①），这是因为重力导致血液集中在四肢。因此，回流到心脏的血液就会减少，流向大脑的血液也会相应地减少。当盐或水分的摄入不足时会减少血容量，并加剧站立时的头晕。流向大脑的血液减少会导致头晕，有时候甚至会让你在站起来时晕倒。

体温的变化

长时间休息之后，流向身体主要器官的血液会发生变化，从而导致体温的改变。这可能会让你感觉**忽冷忽热**，并伴有**出汗过多或出汗异常**。

---

① 体位性低血压，亦称直立性低血压。——编者注

视觉和听觉方面的变化

长期卧床会导致体液流向头部。视力可能会因此出现问题，你也可能会对噪声更加敏感。

对活动或锻炼的耐受性下降

长时间休息或活动减少会导致身体全面衰退。

随着健康水平的下降，活动变得更加困难。当重新开始活动时，就会出现肌肉疲劳和身体沉重的感觉，全身的疲劳感也会增加。

当进行长时间的体力或脑力活动时，神经系统会比平时更加活跃，分泌的肾上腺素会增多。这会导致人体出现与流感类疾病类似的症状，比如周身疼痛、头痛、出汗、忽冷忽热、胸闷或喉咙痛。如果一个人在活动后出现这些症状，可能会减少或避免活动，因为他可能认为自己得了流感或感冒。活动减少可能会使症状难以消除，导致身体健康水平和肌肉力量进一步下降。

神经系统的变化

神经系统的功能之一是协调肌肉。为了保持良好的协调性，我们需要定期进行活动。长时间不活动会降低肌肉的协调性。这可能会导致我们在做精细动作时出现不稳、笨拙和准确度下降的情况。

大脑功能的变化

长时间的休息会使人们缺乏智力刺激，使智力活动变得迟钝。这可能会削弱注意力、记忆力和恰当措辞的能力。

生物钟的变化

"生物钟"位于大脑的下丘脑（hypothalamus）部位，负责调节许多运行周期大约为24小时的身体节奏。这些节奏被称为"生理节奏"，它们控制着一些重要的身体功能，比如：

- 入睡和醒来；
- 疲劳感和警觉感；
- 智力表现；
- 记忆；
- 食欲；
- 体温；
- 荷尔蒙的产生，例如皮质醇（cortisol，对调节新陈代谢很重要的一种物质）；

- 免疫系统的活动。

生理节奏是人体在一天中的某些时候会出现某些"感觉"的原因，例如饥饿、警觉、疲倦、想上厕所。生物钟会受到一天中发生的事情的影响，并会根据每天起床、睡觉、吃饭的时间和日常活动的安排等线索进行重置。如果这些线索没有出现，生物钟的计时功能就会受到干扰，例如当我们飞越不同时区或时差失调（jet-lag）、轮班工作或生病时，就会发生这种情况。

如果失去了这些有规律的线索，生物钟就会紊乱，这会导致身体节奏紊乱，从而导致：

- 一般会在晚上出现的强烈疲劳感在白天出现，使你难以应对白天的日常工作；
- 一般会在白天出现的状态在晚上出现，使你意识更清醒，导致入睡困难。

这反过来会导致：

- 夜间睡眠质量差；
- 白天疲劳加剧；
- 注意力不集中、健忘；
- 情绪低落；

- 感觉浑身不舒服；

- 头痛；

- 肌肉疼痛；

- 食欲不振；

- 排便异常。

由于慢性疲劳综合征的症状与时差失调类似，我们对慢性疲劳综合征患者的生理节奏进行了研究。一些研究的证据表明，慢性疲劳综合征与生物钟失去对身体节奏的控制有关。

病毒感染、紧张的生活事件或压力的持续累积会引起担忧并影响夜间睡眠。这会导致起床和入睡时间不规律，白天需要更多的休息时间。因此，重置生物钟所需的正常的日常生活和睡眠–清醒周期（sleep-waking cycle）被打乱了。然后生物钟就会失去对身体节奏的控制，导致出现慢性疲劳综合征的心理和生理症状。

皮质醇生成障碍

皮质醇是一种荷尔蒙，其生成受生理节奏的控制。早上，它会让我们的新陈代谢系统开始运转，为迎接一天的身体和精神挑战做好准备。运动、其他活动和压力会增加血液中的皮质醇水平。

研究发现，睡眠受到干扰的人体内的皮质醇水平较低，比如卧床休息超过3周的健康人、上了5天夜班的健康人以及需要倒时差的人。

研究表明，一些慢性疲劳综合征患者的皮质醇水平也低于正常水平。研究人员认为，慢性疲劳综合征患者的皮质醇水平低可能与睡眠被干扰和活动不规律有关。

皮质醇水平低可能会增加疲劳感，降低警觉性，使表现变差，这在慢性疲劳综合征患者和上夜班的人身上都有体现。

睡眠 - 清醒节奏紊乱

大多数慢性疲劳综合征患者会抱怨自己的睡眠质量差。常见的睡眠问题包括难以入睡、睡得不安稳、半夜醒来、早上醒来时感到精神不振和困倦。

在一项研究中，研究人员故意将健康志愿者的睡眠模式打乱，使其睡眠模式与慢性疲劳综合征患者的相似，于是志愿者出现了与慢性疲劳综合征患者相似的症状，包括精神不振、身体虚弱、嗜睡、注意力不集中和肌肉疼痛。

然而，当研究人员不再干扰志愿者的睡眠时，他们的症状就消退了。这项研究表明，睡眠模式紊乱会导致出现一些慢性疲劳综合征的症状，但这些症状是可逆的。

睡眠受干扰会影响免疫系统的活动，可能会导致人体更容易患感冒和感染病毒。

如果平时很少活动或睡眠不足，那么在活动或锻炼时会觉得更加费力和疲劳。

慢性疲劳综合征的自主唤醒

自主唤醒是身体对威胁或压力的一种自动生理反应。我们在考试、面试或看牙医前会感到紧张，这些都是自主唤醒。当我们面对一种会令我们感到焦虑的情况时，我们的中枢神经系统会变得更加活跃，身体会分泌更多的肾上腺素进入血液中。这些自然发生的变化会对身体起到一种保护作用，让我们做好对威胁采取行动的准备。然而，在焦虑时我们的身体感受可能会非常不愉快。

患有慢性疲劳综合征有时会令人感到压力很大。除了要治疗你的疾病外，你可能还会有其他相关的担忧，比如担心经济收入或无法完成既定的工作、学业或家庭任务。你可能会担心，如果听从医生的建议，你的症状是否会恶化。你可能还会担心自己的病因到底是什么，以及慢性疲劳综合征会对自己和他人的生活产生什么影响。如果你已经病了很长一段时间，你在做一些你很久没做过的事情时可能也会担心，比如见朋友。所有这些担忧有时会引发焦虑感，进而导致一系列不愉快的身体感觉。下面列出了慢性疲劳综合征会对身体产生的影响以及你可能会有的感觉。

心率加快

患者可能会感觉到**心跳加速、心悸、心脏怦怦跳或胸闷**。这些感觉会让有些患者感到非常害怕，因而变得**更加焦虑**，进而导致身体继续释放肾上腺素来维持身体的感觉。

血压升高

一些焦虑的患者会出现血压高的症状。这可能与神经系统对压力的过度自主反应有关。

高血压通常没有特别的迹象或症状，往往只在医生的例行检查过程中或者在出现其他疾病（如心脏或肾脏问题）时才被发现。

呼吸困难，可能导致换气过度

这种对焦虑的自然反应会让我们的肺部充满氧气，为行动做好准备。然而，如果过度呼吸（换气过度）持续一段时间，就可能会出现一系列令人感到不愉快的症状，因为血液中的二氧化碳含量减少了。这改变了血液中化学物质的平衡，会导致全身尤其是大脑中的血管收缩，血液供应减少。

大脑供血减少会使人产生诸如**轻微头痛、头昏眼花、晕**

厥、走路不稳、视力模糊、手脚发麻、刺痛、四肢或面部麻木（有时是单侧）或动作笨拙等感觉。患者可能会出现类似抽筋的肌肉痉挛，特别是手部和脚部；可能会对光线和噪声更加敏感，同时也会产生异常的感觉，比如与自我脱离的感觉；也可能会出现不真实的或失控的感觉。

晕厥感是不真实的，因为焦虑时血压通常很高，而晕厥只会在血压很低时发生。然而，当一个晕血或害怕看到伤口的人看到血或接受注射时，他可能首先会感到焦虑，然后血压会下降，从而导致晕厥。

在换气过度时，胸壁肌肉可能会被过度使用，这可能会导致**胸痛**或不适。如果把这些感觉解读为严重问题（如心脏病）的征兆，就可能会导致焦虑感和肾上腺素的分泌进一步增加，从而导致不愉快的感觉进一步加深。

换气过度还会导致头部、颈部和肩部的肌肉被更多地使用，引起头痛、**身体局部僵硬和疼痛**。

换气过度时过度使用颈部肌肉可能会使**喉咙出现紧绷感或疼痛感**。

神经活动的增加和肾上腺素的释放也会导致过度使用口腔呼吸，唾液分泌减少，从而使患者出现**口干、吞咽困难和喉咙哽住**的感觉。

血流量改变

当我们焦虑时，血液会流向肌肉，为行动做好准备。流向皮肤的血液减少可能会导致**脸色苍白、疼痛、手脚冰凉**，有时还会造成**麻木或刺痛感**。流入肠道的血液减少会影响食物在体内的流动，并可能导致**肠易激症状**，例如**便秘、腹泻和腹部不适**。

肌肉紧张

肌肉的紧张度增加，为行动做好准备。这会导致**疼痛（尤其是肩膀、脖子、下巴和头部）和疲劳**。也可能会出现**肌肉抽搐或颤抖**。

视觉障碍

神经活动增多会影响虹膜（眼睛有颜色的部分）的肌肉，导致瞳孔扩张，更多的光线进入眼睛。一些慢性疲劳综合征患者对强光敏感可能与此有关。眼睛晶状体形状的改变有助于改善侧视和远视视力。总之，**视力模糊**就是这些变化带来的影响。

出　汗

出汗增多会导致热量流失，**手脚潮湿**。

睡眠障碍

在有压力的时候，我们的肾上腺素的分泌会增加，通常会导致睡眠出现障碍（难以入睡或频繁醒来），并可能伴随着噩梦和出汗。

大脑功能受影响

焦虑可能会以多种方式影响人的大脑功能，并造成以下后果：

- 情绪障碍，如易怒、容易心烦意乱；
- 无法集中注意力、健忘、犹豫不定；
- 坐立不安，如烦躁或坐不住；
- 喜欢反复去想一些事情。

每个人都曾出现过一些焦虑的身体症状，但很少有人会出现上述所有症状。当某种症状很严重时，人们很容易将其误解为严重疾病的征兆，并担心这可能会引发更令人不适的症状，这种恶性循环有时会引发惊恐发作。

神经活动和肾上腺素分泌的增多除了会使慢性疲劳综合征患者感到疲劳和肌肉疼痛外，还会让他们虚弱和精疲力尽。

慢性疲劳综合征的常见疗法

每个慢性疲劳综合征患者会从健康专业人士那儿得到不同的建议。这取决于患者所接触的健康专业人士对慢性疲劳综合征的认识或信念及其在这一医学领域的专业程度，以及患者获取有关慢性疲劳综合征的信息的渠道（如当地的支持性团体、互联网等）。

你可能会觉得自己的病没有受到重视。你可能会被告知自己没有出现任何问题，这些症状都是你自己臆想的，或者你应该振作起来。又或者，你可能会被告知要好好休息，直到你感觉好一些，或者相反，你要尽可能多做些事情。你可能已经尝试过许多解决方法，你也可能在拿起这本书之前从来没有和任何人谈起过你的慢性疲劳。

即使你的症状无法找到具体的生理原因，也不意味着你没有任何问题。你的慢性疲劳综合征会出现并持续存在可能是许多因素结合在一起造成的。从普通感冒到癌症，每一种疾病都可能受到我们的生活方式、态度、经历和其他发生在我们身边的事情的影响。例如，你可能会注意到，当你特别忙、压力特别大的时候，会更容易感冒。

在本书的第二部分，我们将介绍一些实用的策略来帮助你克服慢性疲劳综合征。在那之前，让我们先来了解下面这些常用于帮助慢性疲劳综合征患者的治疗方法。

抗抑郁药

几乎没有证据表明抗抑郁药能减轻慢性疲劳综合征患者的疲劳感。然而，抗抑郁药可能对任何与抑郁症相关的症状都有用。一些抗抑郁药还含有可以减轻肌肉疼痛和缓解失眠状况的成分。

皮质类固醇

目前还没有足够的证据证明皮质类固醇（Corticosteroid）对慢性疲劳综合征患者有效，所以无法就其有效性得出任何结论。低剂量的皮质类固醇发挥的效果只能维持很短的时间，高剂量又会产生副作用，如肾上腺功能抑制。

免疫疗法

同样缺乏足够的证据证明在慢性疲劳综合征患者身上使用免疫疗法是有效的。免疫疗法还会产生副作用，包括头痛、疲劳和胃肠道紊乱。

膳食补充剂

这方面的研究很少。有研究表明，注射镁对一些患者有好处。服用月见草油会出现各种各样的结果。

特种饮食

在治疗慢性疲劳综合征时，医生会推荐各种特种饮食。如果你有过敏或不耐受的症状，那么排除相关易引发不适的食物可能会有好处。许多患有慢性疲劳综合征的人对酒精不耐受，因此要避免摄入含酒精的饮料。

值得注意的是，一段时间不吃任何食物，然后重新开始进食会导致胃肠道功能发生改变。在国外旅行时改变饮食也会产生类似的影响。

延长休息时间

延长休息时间对慢性疲劳综合征的治疗并无帮助。有很多间接证据表明，延长休息时间可能会延迟康复，因为相关的身体功能会有所衰退。

渐进式运动

渐进式运动的目的在于逆转慢性疲劳综合征患者身体机能（健康程度）和肌肉力量下降的趋势。多项研究表明，这样做可以减轻慢性疲劳综合征患者的疲劳感，并在很大程度上改善他们的身体机能。

放缓活动

放缓活动是一种能量管理策略，医生鼓励慢性疲劳综合征患者放缓活动，在休息和活动之间取得平衡。这通常包括：在疾病带来的身体和精神限制之内生活，不要去做会使症状恶化的活动，或在活动中有计划地休息。虽然放缓活动对那些倾向于承担过多的患者有帮助，但目前还缺乏能证明其有效性的证据。

补充和替代医学

补充和替代医学指的是旨在改善健康和幸福的各种方法。虽然这些方法通常不被主流医疗保健体系所认可，但它们确实给有各种健康问题和疾病的人（包括慢性疲劳综合征患者）带来了很大的帮助。尽管顺势疗法（homoeopathy）①、整骨疗法（osteopathy）②、针灸和草药疗法等方法已经为一些慢性疲劳综合征患者带来了帮助，但是没有相关的研究证明它们的疗效。

---

① 顺势疗法，替代医学的一种。顺势疗法的理论基础是"同样的制剂治疗同类疾病"，意思是为了治疗某种疾病，需要使用一种能够在健康人中产生相同症状的药剂。例如，毒性植物颠茄能够导致一种搏动性的头痛、高热和面部潮红。因此，顺势疗法药剂颠茄就用来治疗那些发热和存在突发性搏动性头痛的病人。——译者注（若无特殊说明，本书脚注均为译者注）

② 整骨疗法，理筋整骨疗法的简称，是一项不用任何器械、徒手对全身的软组织和骨关节进行快速调整的治疗方法。

2　了解你的慢性疲劳问题

　　为了更好地了解自己的疲劳问题，花点时间思考一下你是从什么时候开始感到疲劳的、疲劳感持续存在是因为什么，会给你带来一些帮助。你自己的经历是独特的，导致你感到疲劳的因素有一些我们已经在前文提到过，有一些我们还没有提到过。

　　了解自己的疲劳问题将有助于你探索怎样做可以改善这种状况。

　　让我们先来看几个例子。

萨　拉

萨拉（Sarah）是从18岁时开始感到疲劳的，当时她正在上中学六年级①。为了拿到英国大学入学考试A级，她非常努力。由于自我要求比较高，她感受到了来自学校和自己的压力。她和男朋友之间也产生了矛盾。她的处境让她情绪有点低落，并且在社交场合开始有焦虑倾向。在接下来的3年里，她的疲劳问题时不时会出现，尤其是在大学第一年一边学习一边兼职工作期间。除了疲劳，她的手臂和大腿的肌肉也会疼痛，还会频繁地头痛。她难以入睡，早上一起来就精神不振。她不再去健身房，不再做瑜伽，也更少散步了。她有时会逃课，功课也落下了。她和朋友出去的次数越来越少，所以和别人交往的时候会感到越来越焦虑。于是，她搬回家去住，方便让妈妈照顾自己。

艾莉森

43岁的艾莉森（Alison）是一名已婚女士，她有一个10岁的儿子。有一次，她的胸部感染了，病了3个月，后来就开始感到疲劳了。她没有休假，因为她是一名保育员，不想让依赖她的孩子们失望。后来，在圣诞节期间她又得了流感，

---

① 英国的中学阶段对应中国的初中和高中阶段，总共有六个年级。

为了让自己好起来，她休息了很久。1月，当她试图重返工作岗位时，她感到精疲力尽、四肢疼痛。她的记忆力和注意力急剧下降，她开始经常忘记孩子们的名字，这让她感到很痛苦。几个月后，她感觉自己无法胜任工作了，于是辞职。接下来的几年她过得非常艰难。白天她花很多时间休息，晚上却很难入睡。当她儿子放学回来时，她会努力装出一副勇敢而积极的样子。她无法再把家务或饭菜做得漂漂亮亮的了，她的丈夫开始生气，因为在忙碌了一天回到家之后，他还得去做这些事情。她开始感到消沉，担心曾经的幸福生活正在溜走。她的朋友圈缩小了，因为她不太能出门了，即使走很短一段距离也会虚弱得站不起来或动弹不得，所以她只能坐轮椅出门。

本

本（Ben）是在一生中极其忙碌的那段时间里患上腺热的，之后便开始感到疲劳。当时他23岁，身体一直很好，喜欢跑步。平时他每周会跑10—11次，跑步总里程达到65英里（约105千米），每次跑的距离和速度都不同。他在学校的学习成绩很好，并在毕业时获得了历史学2:1学位①。第二

---

① 2:1学位，英国学位中的一个等级，是仅次于一等学位、略高于二等学位的一个学位。

年2月，他换了一份工作，新工作的压力很大，而且工作时间也很长。他还搬了家。3月，他去滑雪度假，和一个得了腺热的人住在一个房间里。之后他就感觉喉咙痛，还感冒了。几天后，他感觉好些了，去跑半程马拉松，但在比赛中途他感觉不太舒服，最后几英里是走完的。在接下来的一周里，他出现了呕吐症状，并开始感到非常疲劳。又过了一周，他回到工作岗位，白天工作完就精疲力尽了，晚上什么也做不了。他被停职了4个月，回来后只工作了4周就辞职了，因为他觉得没法继续干下去了。他一停止工作，疲劳的状况就有所改善，但他每次跑步不能超过10分钟。医生给他开了3个疗程的抗生素，治疗他的顽固性喉咙痛，然而这些药物并没有改善他的症状。6月，一位内科医生诊断他可能感染了爱泼斯坦-巴尔二氏病毒（Epstein-Barr virus，EBV），这是人体内最常见的病毒之一。

疲劳的恶性循环

持续性疲劳通常是**恶性循环**的结果，一个诱发疲劳的因素往往会导致另一个因素，进而强化第一个因素的影响，如此循环往复。图2.1就展示了这个过程。虽然这个过程不太可能与你的经历完全相符，但你可能经历过其中的某些部分。

导致疲劳的因素

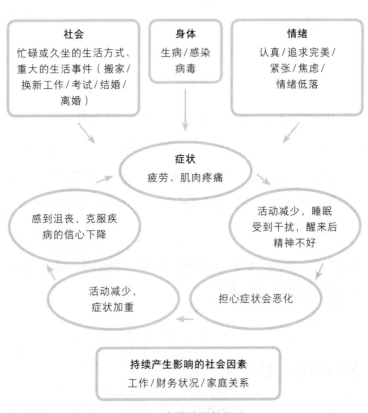

图 2.1   疲劳的恶性循环

导致萨拉疲劳的因素

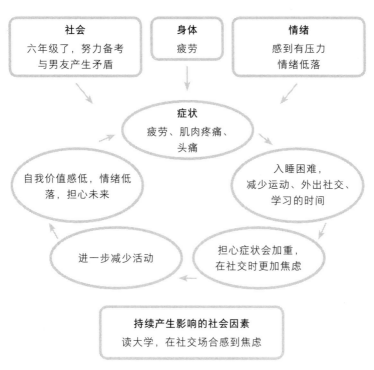

图2.2　萨拉的疲劳恶性循环

请在下列空白处画出自己的疲劳恶性循环图。

我的疲劳恶性循环

第二部分

康复的步骤

简　介

　　这一部分的目标是帮助你解决一些可能导致你持续疲劳的问题。我们希望，当你尝试按照书中给出的步骤去做时，你的症状会有所减轻，甚至消失，或者如果某些症状没有减轻，你也会更有信心去管理它们，这样你就能做更多自己想做的事情。

　　首先，在第3章中，我们会探讨认知行为疗法在治疗慢性疲劳综合征中的应用。研究发现，许多受过专门训练的健康专业人士已经运用过本书介绍的这些技巧有效地帮助到了一些慢性疲劳综合征患者。我们还会介绍如何在没有治疗师的指导下运用认知行为疗法所包含的技巧克服慢性疲劳综合征。

3 克服慢性疲劳的认知行为疗法

在这一章中，我们简要概述了一些关于认知行为疗法的事实，以及它是如何被用来帮助慢性疲劳综合征患者的。然后，我们将为你介绍康复之旅的一些步骤。请特别注意第48—50页的"几句提醒"这一节，因为这一节将帮你弄清楚认知行为疗法是否适合你，以及在开始实践之前是否需要先看一下医生。

什么是认知行为疗法

认知行为疗法是一种谈话方法，对帮助患有各种健康问题的人很有价值和疗效，这些健康问题包括慢性疼痛、肠易激综合征、糖尿病、抑郁症、饮食失调和焦虑症。认知行为疗法基于这样一个原则：**你可以通过改变你的思考（即认知）和行为方式来管理你的问题。**

然而，患者不一定总能请到治疗师为其进行认知行为治疗，因此现在出现了很多关于认知行为疗法的书籍、App（应用程序）和网页式应用等形式的自助工具。越来越多的证据表明，在几乎没有治疗师指导的情况下，自助治疗也可以帮助有各种健康问题的人。

本书提供了一套自助方案，旨在通过遵循我们根据认知行为疗法的原则设计的，以及在我们的专业治疗实践中使用过的策略来帮助你克服你的慢性疲劳症状。

虽然这些自助方案已经帮助许多人克服了很多不同的疾病和障碍，但对有些人来说可能并不适合，所以我们再次建议你阅读"几句提醒"这一节并加以思考，然后再开始实践后文介绍的方法。

认知行为疗法对慢性疲劳综合征的有效性研究

自20世纪90年代以来，已经有许多精心设计的研究对认知行为疗法在治疗慢性疲劳综合征方面的有效性进行了评估。随机对照试验就是其中一种，其基本方法是，将参与者随机分配到实验组和对照组，对实验组的参与者进行治疗，对对照组的参与者不进行任何治疗，然后比较两组参与者的健康状况。对慢性疲劳综合征来说，要比较的健康状况通常是疲劳感和身体机能状况。在以前的研究中，研究者发现认知行为疗法的效果比其他治疗方法更好，渐进式运动疗法同样有效。虽然认知行为疗法中可能包含一些运动，但它主要调整的是正常的活动。

助你改善身体状况的步骤

第4—14章将一步步指导你如何让自己感觉更好。

请看图3.1，从这张图上你可以清晰地看到，为了减少疲劳并让自己感觉更好你需要采取的步骤。

观察你的活动与睡眠模式

第1步是坚持写几周活动日记和睡眠日记。这些信息将帮助你退后一步，看看疲劳是如何一天天对你产生影响的。这也将有助于你制订你的初步活动和休息计划。

活动日记

我们会请你记录下每天所做的事情，这样可以帮助你准确

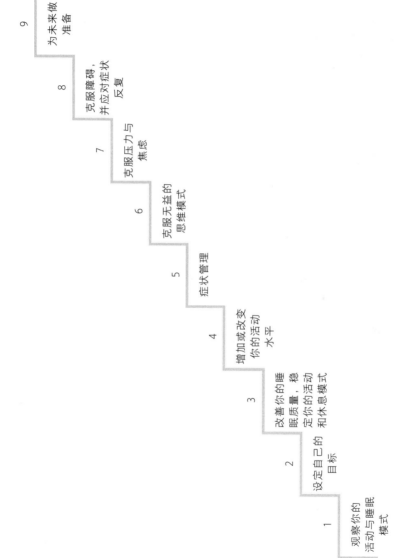

图 3.1 减少疲劳并让自己感觉更好的步骤

地了解自己的活动和休息水平。

睡眠日记

除了写活动日记外，我们还会请你写几周睡眠日记。这将帮助你大致了解自己的睡眠模式。你也可以看到自己在睡眠方面潜在的问题，比如需要很长时间才能睡着，晚上经常醒来或者有时晚上睡很久而有时晚上只能睡几个小时，等等。

设定自己的目标

第2步是设定自己的目标，这有助于你在接下来的几个月里专注于你想要努力的方向，并思考可以帮助你过上更愉快、更平衡的生活的目标。因此，考虑在生活的各个领域（包括社交、休闲活动、工作和家庭）设定目标是个好主意。

改善你的睡眠质量，稳定你的活动和休息模式

第3步将帮助你学习改善睡眠质量、稳定活动和休息模式的方法。

改善你的睡眠质量

通过学习，你将了解一些有助于改善你的睡眠质量的实用方法。具体采用何种策略取决于你存在什么样的睡眠问题。

例如，如果你没有固定的睡觉和起床时间，学习如何养成规律的作息习惯会很有帮助；如果你晚上难以入睡，你可以学习更快入睡的方法，包括：养成一套睡前习惯来增加你的睡意，减少白天的睡眠时间，学会应对那些可能会让你难以入睡的担忧。

稳定你的活动和休息模式

如果你从日记中发现自己的活动和休息有不规律的倾向，那么这部分内容将会对你有所帮助。我们将请你制订一个有规律的活动和休息计划，然后每周进行回顾并做出调整。这样做的目的是尽量每天保持相同的活动和休息水平，以避免在感觉不那么疲劳时突然大量活动，或在感觉比较疲劳时休息很长时间。如果你的活动量通常太大，那么时不时进行短暂的放松是很重要的。

增加或改变你的活动水平

一旦你养成了更多的活动和休息习惯，你就能够很好地朝着你的目标努力了。这些习惯可能包括逐渐增加活动量（比如散步、见朋友或学习），并引入新的活动（比如学习一门课程、参加志愿活动或尝试一种新运动，如游泳）。对一些人来说，改变活动水平可能意味着减少某些活动的时间，例如缩短工作时间（特别是当你的工作时间很长时）或做家务的时间。

症状管理

这一步我们将探讨一种帮助你应对你可能正在经历的令你不愉快的症状的方法。虽然改善睡眠模式、建立更稳定的活动和休息模式等方法可能有助于减轻你的一些症状，但这一部分提出的策略可能会给你带来进一步的帮助。

克服无益的思维模式

第6步将帮助你了解我们的思维模式是如何影响我们的（情感上和身体上）感受的。我们的思维模式也会影响我们的行为方式和我们所做的事情。首先，我们会请你找出那些可能阻碍你进步的想法，比如"如果我出去散步，我将感到精疲力尽"，或者那些令你感到沮丧的想法，比如"我的情况永远不会好转""过去我能做的事情多多了"。随着时间的推移，你会发现你可以更加客观地看待自己的想法，也就是说，你能分清想法和事实。你将学会如何提出更有益的替代想法来挑战这些无益想法。如果你发现自己在某方面有很多无益想法（比如自我批评），而且当你试着挑战它们的时候，它们也不会消失，那么你将有机会通过识别和挑战内心更深处的想法（我们称之为"核心信念"）来改变这种状况。

克服压力和焦虑

　　希望第 6 步能帮助你成功挑战那些让你感到焦虑或有压力的想法。这一步将帮助你找到其他方法来减少或克服你可能正在面临的压力或焦虑。这一步的内容包括如何解决问题，如何学习一步步面对你可能有段时间没有面对过的，以及为了实现某些目标你想要去面对的情况。

克服恢复过程中的障碍，并应对症状反复

　　战胜疾病绝非易事。有时候，你可能觉得自己已经用尽了一切努力向前迈进，但似乎没有取得任何进展。第 11 章的主题是"克服康复中的障碍"，这一章介绍了一些让你很难取得进展的"障碍"，并提供了一些如何克服它们的建议。第 12 章探讨的是如何应对症状反复，即当你的症状在几天或更长的时间里突然加重时，你会发现你很难去安排你的活动。在这一章，你将学会如何识别症状反复的诱因，以及如何运用一些策略来克服困难并继续前进。

为未来做准备

　　最后一步旨在帮助你巩固和反思你做过的所有努力，然后计划自己接下来要如何做才能在当下所取得的成果的基础上不断进步。

几句提醒

因为我们真的希望你能从这本书中得到尽可能多的收获，所以我们建议你在开始具体的实践之前，花几分钟时间思考一下以下这几点。

- **如果你还没有看过医生，那么先预约一位吧。**

  我们希望大部分阅读这本书的人已经看过医生，和医生讨论过自己的疲劳问题，甚至因为它可能会对你有帮助而被自己的医生推荐过这本书。如果你还没有看过医生，我们强烈建议你在开始实践自助计划之前去预约一位。你的医生可能会记录你的症状，并建议你做一些血液和尿液检测，以排除其他可能引起这些症状的疾病。

- **等到你能坚持实践一段时间的时候再开始读这本书。**

  我们建议你在感觉自己能够坚持实践本书的原则几个月的时候再开始阅读这本书，这样你更有可能从中受益。书中介绍的许多策略都需要践行一段时间才能很好地掌握，所以在你感觉好转之前，请坚持住。如果你有很多事情要忙，比如考试月即将开始、搬家或需要在假期照顾你的孩子，那么等到更清闲的时候再阅读这本书可能会更好。请把这本书看作是一门你必须投入时间和精力才能从中获益的课程，这会很有帮助。

- **考虑让他人为你提供支持。**

  有些人发现，在实践本书内容的过程中让伴侣、亲人或亲密的朋友帮助自己，会带来很好的效果。在前进的路上有一个亲近的人的支持会产生积极的影响，可以鼓励你继续前进，特别是当你遇到困难的时候。第15章的第270—277页提供了一些关于他人可以如何帮助你的指导。

- **在实践本书内容的同时，不要尝试其他的治疗方法，除非你的医生建议你这么做。**

  我们建议，除非你的医生提出了建议，否则不要在实践本书内容的同时尝试其他治疗方法。同时尝试好几种治疗方法可能会给你带来困惑，因为你可能会不知道到底是哪一种方法起了效果。

- **请注意，你的疲劳和其他症状可能会暂时加重。**

  当你开始实践活动计划、尝试新活动或增加活动量时，你的疲劳和其他症状可能会暂时加重，这是很正常的，这些症状会很快消退。

- **什么时候要去看医生。**

  当你的症状急剧加重或开始出现以前没有注意到的新症状时，你应该去咨询你的医生。

- **坚持执行你的计划。**

  有时，你可能会发现本书介绍的计划里的步骤具有挑战性。这是可以理解的，因为过去你一直在用自己的方式尽你所能地管理你的疲劳。因为你的目标是在固定的时间做一些特定的事情，也就是将生活工作安排得更**有规律**，所以有时你可能会因为不能做自己**想做**的事情而感到沮丧。例如，有时你可能会想休息得比计划的更久一些，而有时当你的计划写着你应该休息的时候，你可能会想继续做某事。这是可以理解的！然而，我们会建议你尽可能坚持执行你的计划。随着时间的推移，你会体会到按计划行事的好处。

- **如何应对症状反复。**

  在治疗过程中，可能会出现小小的症状反复，我们指的是你的症状可能会加重并持续几天。这很常见，我们发现大多数人在进行认知行为治疗的过程中都会经历一两次症状反复。症状反复可能有各种各样的原因，当你感染了病毒或你的生活中出现了更多压力时，你的症状更有可能会出现反复。重要的是不要惊慌！第12章提供了一些关于应对症状反复的指导。虽然这些经历可能令人感到担忧和沮丧，但也给了你机会去加深对症状反复的诱因的了解，并帮助你成为应对困难的专家。

计划—步骤和行动表

在治疗师的指导下进行认知行为治疗的患者通常会遵循以下计划。然而，这个计划也适用于没有治疗师指导的患者，他们可以在家自行使用它。不过，本书不可能为每个步骤需要持续多久提供明确的指导，因为每个人的情况都是不同的！重要的是，你要以自己感觉舒服的节奏执行这些计划。你可能会发现有些部分与你更相关，你想花更长的时间在上面。在实践本书内容的过程中，有时候你可能会因为生活中的意外事件而一时无法按照计划去做，这时你完全可以暂时把计划放置一边，等你觉得能够继续的时候再开始。

表3.1 计划—步骤和行动表

步　骤	行　动	备　注
观察你的活动与睡眠模式	阅读第4章 完成活动与睡眠日记	持续2—4周
设定自己的目标	阅读第5章 写下你的目标	在写了几周日记后，一旦你实现了最初的目标或有了新的想法，就可以开始设定进一步的目标
改善你的睡眠质量，稳定你的活动和休息模式	阅读第6章和第7章 制订你的初步计划	当你写了2—4周日记，并熟悉了自己的睡眠和活动模式之后，可以开始这个步骤
增加或改变你的活动水平	阅读第7章中与你相关的部分 调整你的初步计划	当你已经建立起一个更稳定的活动与休息模式之后，可以开始这个步骤

续表

步　骤	行　动	备　注
症状管理	阅读第8章	到了你需要做选择的时候
克服无益的思维模式	阅读第9章 识别和挑战无益的思维模式	如果你意识到了自己有一些讨厌的想法，并且发现自己很难取得进步，可以开始这个步骤
克服压力和焦虑	阅读第10章	如果生活充满了压力，妨碍你取得进步，可以开始这个步骤
克服障碍，并应对症状反复	阅读第11章和第12章	如果你感觉计划的推进停滞了，或者你注意到你的症状持续了几天或更长时间，可以开始这个步骤
为未来做准备	阅读第13章和第14章	开始实践计划几个月后，当你注意到自己的情况有所改善，并实现了一些目标之后，可以开始这个步骤

4 观察你的活动、休息与睡眠状况

本章将教你如何记录你醒着的和睡觉的时间。我们建议你白天写活动日记，晚上写睡眠日记。轮班工作的人可以根据自己的清醒和睡眠情况来调整日记中的时间。记录这些可以帮助你找出那些可能导致你持续疲劳的具体模式。

观察你的活动水平

为了准确地了解自己的每一天是如何度过的，你可以在活动日记中记录下自己每天做的事情。

我们建议你至少写两周的活动日记。大约一周后，你可能就会初步了解自己的模式。例如，你可能会发现自己上午比较忙碌而下午比较清闲，或者工作日比较忙碌而周末非常清闲；你可能会发现自己一整天都在为各种小事而奔波；你也可能找不出任何模式。

当你养成写日记的习惯后，你就可以翻开第7章开始制订你的初步活动计划了。对大多数人来说，大约需要两周才能养成写活动日记的习惯。不过，如果两周后你还没养成这个习惯，那么明智的做法可能是再坚持写一周左右的活动日记。因为，活动日记中的信息将帮助你决定每天应该休息多长时间、活动多长时间。

我该做些什么

- 为了帮助你理解活动日记要写些什么，请看一看第55—60页3份完整的活动日记示例。

- 把第61—62页的"活动日记模板1"复印若干份进行填写；如果你想在活动日记最左边一列写下适合自己的时间，也可以使用第63—64页的"活动日记模板2"。

- 按照最左边一列所提示的时间在表格右边写下在这个时间你正在做什么以及做了多长时间。

- 试着把你每小时做的事情都写下来，不管这些事情看起来多么琐碎。

- 每天定时记录活动日记。

- 当你准备好制订你的初步活动计划时，就翻开第7章。

一周开始了……

活动日记示例1：一个大部分时间都在休息的人

	周一	周二	周三	周四	周五	周六	周日
昨晚的睡眠时间	9小时	8小时30分钟	11小时	6小时	9小时30分钟	4小时	6小时45分钟
6—8点	睡着状态	睡着状态	睡着状态	睡着状态	睡着状态	6点醒来，头脑昏沉	睡着状态
8—10点	睡着状态	9点30分醒来	10点醒来	8点醒来，身上痛	9点30分醒来	在床上吃早餐	8点15分醒来，洗澡
10—11点	洗澡，吃早餐	在床上吃早餐	洗澡，穿衣打扮	待在床上	洗澡，穿衣打扮	在床上一直待到午餐时间	穿衣打扮，吃早餐
11—12点	躺在沙发上休息	洗脸，刷牙	去看医生	午睡	在沙发上休息	打盹	去朋友家
12—13点	看论文	躺在沙发上，看了一封信	回到家，觉得疲惫不堪	妈妈送汤来了	吃午餐	打盹	吃午餐
13—14点	吃妈妈做的午餐	做烤面包，泡茶	上床	打盹	开车和妈妈去购物	穿衣打扮，吃午餐	看了一段视频

续表

	周一	周二	周三	周四	周五	周六	周日
14—15点	上床睡觉	上床	睡觉	下楼	看电视	去附近的亲戚家	开车回家
15—16点	睡觉	断断续续打了个盹	在床上喝茶，吃烤面包	看电视	整理房间（10分钟）		躺在沙发上
16—17点	下楼看电视	附近的朋友来家里玩	下楼	给一个朋友打电话	上床，感觉很糟糕		打盹
17—18点			躺在沙发上	回到床上	睡觉	疲惫不堪，在沙发上打盹	打盹
18—19点	吃晚餐	朋友离开，觉得疲惫不堪	吃晚餐	在床上吃晚餐	睡觉	睡觉	洗澡
19—20点	看电视	吃晚餐	看电视	听广播	在楼下吃晚餐	吃晚餐	在床上吃晚餐
20—24点	22点15分上床	20点30分上床	21点15分上床		看电视	朋友打来电话，看电视	断断续续打了个盹
睡觉时间	1点	23点	2点	24点	2点	1点30分	

活动日记示例2：一个会做一些事情但作息相当不规律的人

一周开始了……

	周一	周二	周三	周四	周五	周六	周日
昨晚的睡眠时间	7小时	8小时15分钟	7小时45分钟	9小时	9小时	10小时30分钟	11小时
6—8点	8点醒来	睡着状态	睡着状态	7点醒来，在床上阅读	待在床上，感觉不太好	睡着状态	睡着状态
8—10点	9点洗澡，穿衣打扮	8点45分起床，洗澡、穿衣打扮	9点15分穿衣打扮，吃早餐	8点起床，洗澡、穿衣打扮	待在床上，感觉不太好	10点起床	10点起床，在床上吃早餐
10—11点	吃早餐，洗澡	吃早餐，整理房间	走路去商店（15分钟）	吃早餐，打扫房间	睡觉	洗澡、穿衣打扮	洗澡，穿衣打扮
11—12点	在沙发上休息	坐公交车去看医生	整理采买回来的东西	写了一封信（30分钟）	洗澡，穿衣打扮	坐火车去姐姐家（1小时45分钟）	和孩子们玩
12—13点	吃午餐	走路回家（20分钟）	吃午餐	走路去寄信（10分钟）	吃了一个三明治		去一家酒吧吃午餐
13—14点	看电视	吃午餐	上床休息（打盹）	吃午餐	走路去商店（15分钟）	和姐姐的孩子们玩	

续表

	周一	周二	周三	周四	周五	周六	周日
14—15点	走路去商店（15分钟）	在沙发上睡觉		朋友来家里玩，一起聊天	去朋友家玩	在公园里散步（25分钟）	在公园里散步（30分钟）
15—16点	休息		整理我的房间		听音乐	在沙发上睡着了	坐火车回家
16—17点	休息	阅读（15分钟）	在楼下阅读	在沙发上打盹	睡着了	帮忙喂孩子们吃饭	
17—18点	做饭，吃晚餐	看电视	拜访朋友	看电视	走路回家（15分钟）	给孩子们读了一个故事	在沙发上睡着了
18—19点	洗漱，阅读（5分钟）	准备晚餐，吃晚餐		做饭，吃晚餐	热方便食品当晚餐	吃外卖	做了一个三明治
19—20点	听广播	洗漱		洗漱	吃晚餐，洗漱	和姐姐聊天	上床，阅读
20—24点	朋友来家里玩	给朋友打电话，21点15分上床	回家，立即上床	头很痛，20点30分上床	看电视	23点上床	
睡觉时间	0点30分	1点30分	22点	23点	23点	23点	21点30分

一周开始了……

活动日记示例3：一个平时工作但周末或晚上几乎不做什么事情的人

	周一	周二	周三	周四	周五	周六	周日
昨晚的睡眠时间	8小时	8小时30分钟	12小时	6小时	5小时30分钟	11小时	10小时45分钟
6—8点	8点醒来	6点30分醒来，中午2小时去听歌剧	睡着状态	7点醒来，洗澡	6点30分醒来	睡着状态	睡着状态
8—10点	坐火车去上班	吃早餐，见客户	8点30分醒来，好好洗了个澡	坐火车去上班，处理文书工作	坐火车去上班，开会	睡着状态	9点45分起床
10—11点	整个早上都在开会	见客户	在家工作	整个早上都在面试	开会	睡着状态	和孩子们玩
11—12点		这一天大部分时间都在开会				11点30分起床	打理花园
12—13点						吃午餐	和朋友一起吃午餐
13—14点	在办公室吃午餐（10分钟）	在餐厅吃午餐		在办公室吃午餐	和同事出去吃午餐	看体育节目	

续表

	周一	周二	周三	周四	周五	周六	周日
14—15点	处理文书工作,打电话		坐火车去上班	处理文书工作,打电话			
15—16点			处理文书工作		处理文书工作		在家睡着了
16—17点			打电话		打电话	帮忙喂孩子们吃饭	
17—18点	坐火车回家,打电话	开车回家,花了3小时	开会	回家,读书给孩子听	坐火车回家	给孩子们读了一个故事	为周一的会议做准备
18—19点				好好洗了个令人很放松的澡	朋友来吃晚餐	睡着了	好好洗了个澡
19—20点	吃晚餐	吃晚餐	和客户一起出去吃晚餐	吃晚餐		吃晚餐	吃晚餐
20—24点	看电视,22点上床	20点30分左右睡着了	23点30分到家	为明天的工作做准备	半夜上床	看了一段视频	继续工作,23点上床
睡觉时间	22点30分	20点30分	1点	1点	0点30分	23点	24点

一周开始了……

活动日记模板1

	周一	周二	周三	周四	周五	周六	周日
昨晚的睡眠时间							
6—8点							
8—10点							
10—11点							
11—12点							
12—13点							
13—14点							

续表

	周一	周二	周三	周四	周五	周六	周日
14—15点							
15—16点							
16—17点							
17—18点							
18—19点							
19—20点							
20—24点							
睡觉时间							

活动日记模板 2

一周开始了……

	周一	周二	周三	周四	周五	周六	周日
昨晚的睡眠时间							

续表

	周一	周二	周三	周四	周五	周六	周日
睡觉时间							

观察你的睡眠模式

　　为了帮助你准确地了解自己的睡眠情况，请坚持写两周睡眠日记。这样你就能马上看出你的睡眠模式是什么样的，以及你在哪些方面遇到了困难。例如，你可能会发现有些晚上你需要过一段时间才能睡着，你每天起床的时间都不同，或者你经常在夜间醒来。

我该做些什么

- 看一看第66页的睡眠日记示例。

- 把第67页的"睡眠日记模板"复印若干份，每天填写。

- 每天早上醒来后记录你的睡眠日记，至少坚持两周。

- 在记录了两周睡眠日记后，阅读第6章，这一章介绍了一些能够帮助你改善睡眠的策略。

- 想清楚你想如何调整自己的睡眠模式，当你开始制订初步的活动计划时（详见第7章），写下能帮助你实现目标的策略。

- 你可能会发现，制订初步的活动计划后再写几周睡眠日记会很有帮助，因为这样你就可以看到，在你实施了一些策略后，你的睡眠状况是否有所改善。

睡眠日记示例

一周开始了……

	周一	周二	周三	周四	周五	周六	周日
昨晚我……点上床 ……点关灯	21点15分 22点	21点30分 21点45分	22点 22点30分	21点45分 22点15分	23点 23点	0点30分 0点30分	21点30分 21点45分
关灯之后，我（大概）过……睡着	30分钟	立刻	立刻	1小时	5—10分钟	立刻	大约2小时
晚上我醒来……次	1	0	0	2	0	1	2
每次晚上醒来，我（大概）会醒……	2分钟	—	—	5分钟 30分钟	—	5分钟	15分钟 30分钟
我会在……点（最后一次）醒来	8点， 闹钟响时	7点30分	8点， 闹钟响时	9点30分	8点， 闹钟响时	10点	8点30分
我会在……点起床	8点30分	8点	8点15分	10点	8点15分	10点30分	9点
整体而言，我昨晚的睡眠…… （0=非常好，8=非常不好）	2	0	0	5	0	2	2
今天早上起床时，我感觉…… （0=精神焕发，8=疲惫不堪）	5	4	4	6	3	5	6
关于昨晚的睡眠，我想说				感觉燥热，身上痒	睡前洗个澡，会让我放松，睡得更好		担心明天的面试

睡眠日记模板

一周开始了……

	周一	周二	周三	周四	周五	周六	周日
昨晚我……点上床 ……点关灯							
关灯之后，我（大概）过……睡着							
晚上我醒来……次							
每次晚上醒来，我（大概）会醒……							
我会在……点（最后一次）醒来							
我会在……点起床							
整体而言，我昨晚的睡眠……（0=非常好，8=非常不好）							
今天早上起床时，我感觉……（0=精神焕发，8=疲惫不堪）							
关于昨晚的睡眠，我想说							

5 设定目标

设定目标是帮助你克服慢性疲劳问题的一个重要步骤，你也可以借这个机会找到你想做的能够让你的生活变得更有意义和价值的事情。在过去，你可能只把工作和照顾家庭等几件事情放在优先位置，很少有属于自己的时间，比如用来发展兴趣爱好或与朋友见面的时间。因此，设定目标会为你提供一个机会，以帮助你形成一种更加平衡的生活方式，把更多你**想**做的而不仅仅是你觉得**应该**做的事情纳入你的日程。这也有助于减轻你的疲劳感，让你感觉更快乐、更充实。

生活饼图

为了弄清楚你生活的平衡状况，你可以把自己的生活想象成一个饼图。我们的意思是，看看你的生活涉及哪些方面，比如睡眠、工作、学习、锻炼、兴趣爱好、休闲放松、人际关系、育儿、社交，等等，以及你给生活的每个方面分配多少时间。

你可以用"饼图A"来描绘你现在的生活，然后用"饼图B"来描绘你想要的生活。这样做可能会帮助你找到一些你愿意为之努力的目标。

比较下面的饼图A和饼图B，你会发现这个人决定稍微减少他的工作/学习时间，少做一些家务，稍微增加一些个人时间和睡眠时间。

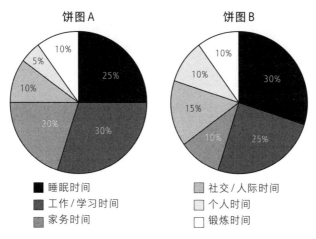

图5.1 某人现在的生活（饼图A）和想要的生活（饼图B）

接下来有两张空白的饼图,你可以根据自己的情况进行绘制。

- 在下面的横线上写下你现在的生活是什么样的。

_____

_____

_____

_____

_____

_____

_____

- 看看你生活的各个方面在饼图 A 中的占比情况。

饼图 A

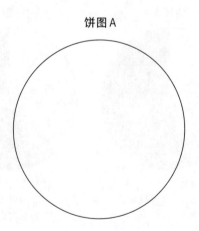

- 在下面的横线上写下你希望自己的生活是什么样的。例如，如果你在饼图 A 中发现你生活的某些方面缺失了，或者你在某些方面花费的时间太多或太少了，那么就好好思考一下你想要做出什么样的改变。

_____

_____

_____

_____

_____

_____

_____

- 根据这些信息，在饼图 B 上绘制出你的理想生活在各个方面的百分比。

饼图 B

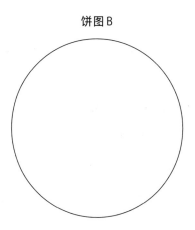

设定目标的时机

我们建议你在制订初步活动计划的同时为自己设定几个目标。你可以在记录2—4周活动和睡眠日记之后做这件事。除了绘制饼图，记录活动和睡眠日记也可以帮助你找到自己想要改变的生活领域。往下读这本书，你的心中可能会出现一些其他的目标，你随时可以把这些新目标添加进来。

关于目标的重要事实

- 目标是**长期的**，而非眼前的。

- 给自己设定一系列不同类型的目标，既要考虑到责任，也要考虑到那些能让你的生活更愉快、更丰富、更平衡的事情。所以，不要只关注生活中的某个方面，比如工作或学习，要尽量确保目标的**多样性**。

- 请记住，对你来说，愉快的活动和时间与赚钱的工作和家务一样重要。

- 为自己设定**现实可行**的目标。在设定目标时，要注意不要太"激进"或"雄心勃勃"。例如，如果你已经有好几年没有工作了，那么给自己设定的目标最好是做一些志愿工作或兼职工作，而不是全职工作；如果你很长时间没有散步了，那么设定目标的时候也要适度，可以设成"每天散 15 分钟步"。记住，一旦你实现了最初的目标，你就可以添加新的目标，所以一开始不要想一口吃成个大胖子。

- 把目标设定得**具体**一些，包括：

  ◦ 你想做什么（**活动类型**）；

  ◦ 你希望多久做一次这项活动（**频率**）；

  ◦ 花费在这项活动上的时长是多少（**持续时间**）。

- 虽然你可能会觉得，因为自己目前的症状，目标的选择有限，但不论你设定的目标多么小，它们都将为你明确未来的方向和重点。

- 你可能需要伴侣、家人或朋友来帮助你实现其中一些目标。例如，如果现在大部分家务都是你做的，你决定给自己争取更多的时间去参加社交活动或休闲放松，那么你可以和家人讨论一下，让他们也承担一些家务。

以下是艾莉森设定的长期目标：

- 每天散 2 次步，每次 20 分钟。

- 每天晚上自己做饭吃。

- 每周上 1 堂夜间 / 日间课程。

- 每周和朋友出去玩 1 次，每次最多 2 小时。

如何设定目标

- 请看第74—77页的目标领域的示例。

- 列一份清单，写下你在接下来的几个月里想做的事情。

- 把清单上的内容划入不同的目标领域（例如工作、社交、锻炼、休闲）。

- 参照第77—78页的目标示例，以确保你的目标是明确的和具体的。

- 至少选择4个目标进行分解。你可能会发现用"目标分解表"把每个目标分解成可实现的步骤会很有帮助，具体请参照第78—82页"如何将目标分解成可操作的步骤"一节。第82页有空白的目标分解表，你可以复印几份，以备使用。

目标领域的示例

休闲方面

如果你发现在家做家务占据了你大部分时间，就可以考虑分配一定的时间给休闲活动，例如阅读、演奏乐器、玩拼图，等等。写一首诗、一个故事或一首歌。把每天的生活写进日记里。画一幅素描或油画。编织、缝纫或钩织。拼一幅大型拼图。玩一组数独或填字游戏。给头发染个色或做个造型。

做一次按摩。与孩子或伴侣共度美好时光。花半天或一天时间去一个没去过的地方。做一道自己最喜欢吃的菜或尝试按照食谱学一道新菜。参加一个你会觉得有趣的短训班（陶艺、艺术、音乐、语言等）。

锻炼方面

在过去，你可能经常锻炼或参加体育运动，也可能一直把锻炼列在待办事项清单上却从来没有好好锻炼过。你可以考虑安排时间定期锻炼，不一定要做那些费力的运动，散步就有很多好处！大家都知道，定期锻炼对身心健康和睡眠质量有好处，而且近期的一项研究表明，每天稍微散会儿步，然后逐渐延长散步时间，可以改善疲劳状况和身体机能。

工作 / 教育方面

如果你现在没有工作，可以考虑回到原来的工作岗位（如果可以的话），做一些兼职工作或志愿工作。如果你感觉自己现在的工作太累了，那么换一份工作或减少工作时间会对你有好处。

你可能会考虑通过参加一些再教育课程来找新工作或改变自己的职业方向。或者，你可能只是想培养一个新的兴趣爱好。

社交活动方面

如果你与一些朋友和家人失去了联系，或者发觉自己与某些人很久没见面了，可以考虑安排固定的时间与这些人交谈、给他们发邮件或与他们见面。你也可以尝试通过某种方式结交一些新朋友，比如加入某个俱乐部。

手工 / 园艺 / 家务方面

- 手工/园艺

  你可能由于疲劳已经有一段时间不能在家里或花园里做很多事情了，因此想要多做一些手工或园艺工作，例如买一些植物种在你的花园里，保养你的单车或汽车，粉刷一个房间，造一座假山，等等。

- 家务

  你可能会感觉，在疲劳症状出现之前，自己一直在做家务以维持你给自己设定的高标准。如果是这样的话，你可以选择减少做家务的时间，或者让其他家庭成员也承担一些家务（如果可以的话）。另外，如果因为疲劳，你已经减少或停止做某项家务，比如做饭、送孩子上学等，你也可以选择重新把它纳入你的目标清单。

睡眠方面

如果对你来说睡眠是个大问题，你可以设定一个与睡眠相关的目标，例如让起床时间变得有规律或者白天不睡觉。

目标示例

明确的目标的示例

- 每周购2次物，每次30分钟。

- 每周和朋友喝1次咖啡，每次30分钟。

- 每天散15分钟步。

- 每周做3次志愿工作，每次至少2小时。

- 每周和朋友出去1次，每次最多3小时。

- 每周游2次泳，每次30分钟。

- 每周在大学里上3小时课程。

- 每周洗3次澡，每次30分钟，让自己放松下来。

- 每天花1小时在自己的爱好上（具体说明是哪个爱好）。

- 每周做5次家务，每次1小时，例如熨衣服、洗衣服、打扫卫生。

- 每周至少做2天兼职。

- 每周用新鲜的食材做3顿饭。

- 每周六去公园跑5 000米。

- 每天辅导孩子写作业或陪他们玩30分钟。

- 每天在工作期间休息2次，每次至少15分钟。

- 每天坐下来看30分钟报纸/杂志。

- 每天早上8点起床。

- 每天晚上10点以后再睡觉。

这些目标都是可衡量的，所以你会知道自己是否实现了这些目标。

不明确的目标的示例

- 重返岗位工作。（没有说明频率或持续时间。）

- 多参加社交活动。（没有说明频率或持续时间。）

- 更活跃一些。（没有说明活动内容、频率或持续时间。）

- 早点起床。（没有说明频率或具体时间。）

这些只是模糊的想法，无法衡量，因此你无法知道自己什么时候实现了这些目标，这会让你对自己的进步感到不确定、沮丧和气馁。

如何将目标分解成可操作的步骤

目标是你想要长期实现的事情。因此，为了以一种你可以了解自己进展的方式实现目标，把每个目标分解成一些可操作的步骤会很有帮助。然后，你就可以逐渐把这些连贯的步骤纳入活动计划中。

- 参照下面的"将目标分解成可操作的步骤的示例"。
- 想办法把你的目标分解成可操作的小步骤。
- 这些步骤要非常小，难度要逐渐增加。
- 在目标分解表上写下实现目标的步骤（见第82页）。

将目标分解成可操作的步骤的示例

示例1

目标：每天散2次步，每次10分钟。

实现目标的步骤：

- 每小时从床/椅子上起身1次，在房间里走一走。
- 每小时在家里走1分钟。
- 每小时绕着花园/房子走2分钟。
- 每天出去散3次步，每次3分钟。
- 每天出去散3次步，每次5分钟。
- 每天出去散2次步，每次7分钟。
- 每天出去散2次步，每次10分钟。

示例 2

目标：每周和朋友出去玩1次，每次最多玩3小时。

实现目标的步骤：

- 每周和朋友通3次电话，每次15分钟。
- 每周去拜访住在附近的朋友1次，在那儿待30分钟。
- 每周去拜访住在附近的朋友1次，在那儿待1小时。
- 每周和朋友去1次当地的活动场所，在那儿待1小时。
- 每周和朋友出去玩1次，玩1小时30分钟。
- 每周和朋友出去玩1次，玩2小时。
- 每周和朋友出去玩1次，玩2小时30分钟。
- 每周和朋友出去玩1次，玩3小时。

示例 3

目标：每天阅读2次，每次30分钟。

实现目标的步骤：

- 每天阅读2次，每次15分钟。
- 每天阅读2次，每次20分钟。
- 每天阅读2次，每次30分钟。

示例 4

目标：每周做 3 次志愿工作，每次至少 2 小时。

实现目标的步骤：

- 列一份清单，写下我感兴趣的志愿工作。
- 与相关的协会联系以获取参加志愿工作的信息。
- 将目标分解成一些可操作的步骤来帮助我完成我想要参加的活动，例如长时间站立（如果在慈善商店工作）、阅读/处理电脑工作（如果做行政工作），等等。
- 与对方约定好去工作场所进行非正式的参观。
- 如果可能的话，做一份分级工作时间表，例如，每周 2 次、每次 1 小时的工作量持续几周；然后每周 3 次、每次 1 小时的工作量持续几周；再然后每周 3 次、每次 2 小时的工作量持续几周。

示例 5

目标：每天做一些让自己放松的事情，时长为 1 小时。

实现目标的步骤：

- 每天按时下班。
- 请家人帮忙做家务。

- 列一份清单，写下可以推迟到第二天再做的非紧急任务。

- 列一份清单，写下每天都想做的令我感到愉快的事情。

- 每天选择其中1件事，花1小时在上面。

有些目标可能只需要2—3个步骤就可以实现，有些目标可能需要更多的步骤。下面的目标分解表可以写下2个目标，每个目标可以分解成8个步骤。如果表格的空白部分无法写完你的所有步骤，你可以把剩下的内容写在其他纸上。

目标分解表

目标	实现目标的步骤
	1. _____ 2. _____ 3. _____ 4. _____ 5. _____ 6. _____ 7. _____ 8. _____
目标	实现目标的步骤
	1. _____ 2. _____ 3. _____ 4. _____ 5. _____ 6. _____ 7. _____ 8. _____

改善你的睡眠

患有慢性疲劳综合征的人常会遇到睡眠问题，包括：

- 晚上要很长时间才能入睡；

- 夜间经常醒来或醒来之后就睡不着了；

- 很早醒来；

- 睡得太久。

他们的睡眠质量通常很差，醒来后常常精神不振或感到疲惫。

这一章旨在帮助你找出可能导致你产生睡眠问题的因素（如果你有睡眠问题的话），并提供一些策略帮助你解决这些问题。

什么时候适合运用这些策略

你可以在写了几周睡眠日记后开始运用这些策略。到那个时候，你将已经了解了自己的睡眠模式，也知道了自己想要做出什么样的改变。在制订初步活动计划时，你可能会对自己的睡眠习惯做一些改变。

我们针对不同的睡眠问题和目标提出了一些不同的策略。你不需要同时运用所有这些策略，因为如果试图在太短的时间内做出太多的改变，你可能会感到不知所措。举例来说，如果你每天都在床上待到午饭时间才起来，下午还要午睡，傍晚就上床睡觉，那么一开始先早点起床，不午睡或者缩短午睡时间，晚上的睡觉时间保持不变，然后逐步调整，这样你可能会觉得更容易做到。你可以根据你将如何实现与睡眠相关的目标来选择最适合自己的方法。举例来说，如果目前你中午12点左右才起床，你的长期目标是早上8点起床，那么把起床时间提早到一个你感觉自己可以长期坚持下去的时间可能更好，比如提早30分钟至1小时。有些人会选择做出巨大的改变，试图更快地实现自己的目标，但是这样做可能会在短时间内大大增加疲劳感！

- 在你的活动计划中写下你打算用来实现与睡眠相关的目标的策略。第118页有一张空白的"活动计划表"，你可以复印几份，然后进行填写。

生活方式和环境因素导致睡眠不佳

- **不规律的睡眠模式**会扰乱生物钟，使人体失去某些节奏，比如晚上感到疲倦、早上感到清醒。如果想了解更多相关信息，请参阅第1章的第17—19页。

- **白天不活动**可能会使你感到更加疲劳，更想在白天睡觉。

- **即使白天只睡超几分钟**都可能会让你晚上更难入睡。

- **酒精和其他物质**，比如含咖啡因的饮料（咖啡、茶、可乐）、香烟和某些药物会使你难以入睡或在半夜醒来。

- **不舒服的睡眠环境**，比如太热或太冷、伴侣睡不安稳、噪音太大、床垫不舒服，都可能会让你在晚上睡不着。

- **在床上或卧室活动**，比如学习、吃饭、用手机或电脑，可能会让你更难入睡，因为你可能会把床或卧室与白天的活动联系在一起，很难"关闭"身体开关。

- **在床上长时间不睡**也会使你把房间或床与清醒联系在一起，从而使你更难入睡。

- **睡前头脑过度活跃或担忧**会导致你紧张、不安和无法放松，也会使入睡更加困难。

- **睡得太多**会让你有宿醉或倒时差的感觉！这是因为当

你睡得太多时，你会打乱自己控制生理节奏的"生物钟"，从而引发疲劳感。

改善睡眠的策略

我们提供了各种不同的策略来帮助你解决自己的睡眠问题。你可能会发现有些策略比其他策略更适合自己。你可能需要运用这些策略几周左右才能看到自己的睡眠情况有比较大的变化，请坚持下去，因为改善睡眠情况很可能会改善你的疲劳感。

养成每天在同一时间起床的习惯

养成在固定时间起床的习惯是为了帮助你的生物钟适应在固定的时间做一些特定的事情。这将有助于调节你的身体（生理）节奏。在固定的时间起床一段时间后，你会开始出现一些**感觉**，比如在每天的某个特定时间感到困倦，然后你就能逐渐建立起一个有规律的睡眠−清醒周期。我们**不建议**你每天晚上在同一时间上床睡觉，因为那时你可能并没有睡意。最后，你会发现，当你每天在同一时间起床时，你也会在晚上某个相同的时间感到困倦，因此自然会在同一时间上床睡觉。

下面的建议将帮助你养成在固定时间起床的习惯。如果你的睡眠模式非常不稳定，你可能会发现很难一下子将这些方法全部付诸实施，如果是这样的话，那就一个一个来。

- 即使你前一晚没有睡够，也**每天尽量在同一时间起床**。设定闹钟可能会有帮助。如果一般的闹钟叫不醒你，那就换一个声音大一点的闹钟。如果你被闹醒后会按掉闹钟继续睡，那就试着把闹钟放到和床有一定距离的地方，这样为了按掉闹钟你就得起床了。有些人发现，让别人叫醒他们或在他们计划起床的时间给他们打电话会很有效。

- 即使你觉得很累，也尽量不要在**白天午睡超过15—20分钟**，因为这很可能会干扰你晚上的睡眠。如果这太难做到，那就逐渐缩减你的午睡时间。

- 即使你觉得很累，也**尽量不要太早上床睡觉，或试图弥补失去的睡眠**。你可能会发现规定自己在某个时间之前不要上床睡觉会很有帮助。

把床或卧室与睡眠而不是清醒联系在一起

如果你睡眠不好已经有很长一段时间了，或者白天会在床上待很长时间，那么你可能会发现到晚上上床的时候会非常清醒，并且难以入睡。这是因为，在潜意识里，你可能把床或卧室与清醒而不是睡眠联系在了一起，这可能会令你更难入睡。

下面的建议旨在帮助你把床或卧室与睡眠而不是清醒联系在一起。

- 如果可能的话，**避免在白天使用卧室**。但是如果你的公寓是一居室的，或者你只租了某套房子的一个房间，又或者你住在学生宿舍里，那么试着**在你的房间里隔出一个工作区**，这样你就可以只用床来睡觉了。

- **你的床应该只用来睡觉和做爱**（如果有需要的话）。所以，尽量不要在床上阅读、学习、吃东西、看电视、用电脑/手机或思考白天遇到的问题，因为这些都是人们清醒时会做的事。如果你办不到，例如如果你的房间里没有其他舒服的地方可以坐，那么在不睡觉的时候，试着**变换一下床上的布置**，可以在上面盖一条毯子，也可以放一个坐垫。这样你就可以在白天使用你的床了，但是**要坐在床上，不要躺在被子里**。当你准备睡觉时，可以拿掉坐垫或毯子。这样做可以帮助你把床与睡眠而不是清醒时的活动联系在一起。

- 你应该**困了再去睡觉**，而不是在认为自己应该睡觉的时候去睡觉。例如，如果你认为你应该在晚上11点左右上床睡觉，但这个时候你还感觉不困，那就等到自己感到困了再去睡，因为这可能会加快你入睡的过程。

- 即使你感到非常困倦，也**不要太早睡觉**（例如晚上9点30分之前），因为你可能会在半夜或凌晨醒来，并且难以再次入睡。

- **上床后马上把灯关掉。**

- 如果你在上床后20分钟内还没有睡着，就**去另一个房间，坐下来放松或阅读**，直到你再次感到困倦。提前在这个房间里做一些布置可能会有所帮助，例如准备一本书或杂志、音乐和暖和的毯子，这些都将帮助你更快地放松下来，也会让你在无法入睡时更愿意从床上爬起来。如果你没有另一个房间可去，就试着坐在椅子或懒人沙发上，按照上面教的方法让自己放松下来，直到你感到困倦。

- 如果你晚上醒来后清醒的时间超过20分钟，也可以按照上面的方法去做。

试着尽可能严格地遵循这些建议，因为它们真的能帮助你入睡并保持睡眠状态。可能需要坚持做一段时间，你的睡眠情况才会有所改善。如果你有伴侣，那么你可以和他/她一起想一些方法来帮助你遵循这些建议。你们两个人可能都需要做出一些牺牲，例如你们都不能在床上看电视，或者你们要准备在相同的时间上床睡觉。

建立一个最理想的睡眠模式

最理想的睡眠模式是指，躺下后在很短的时间内入睡，拥有高质量的睡眠，夜间很少醒来，即使醒来，醒着的时间也很短暂，并且很快又会睡着。

当你的睡眠模式**既高效又有规律**时，它就是最理想的。你睡着的时间占待在床上的时间比重越高，你的睡眠就越高效。每天晚上的上床时间和入睡时间越接近，你的睡眠就越有规律。为了建立最理想的睡眠模式，你需要减少待在床上的时间，增加睡眠的时间。这一点可以与上面两部分的建议结合起来，也可以单独去做。

如果睡得太多，就减少晚上的睡眠时间

正如我们已经提过的，睡得比你需要的更久会导致你早上感到疲惫。所以，如果你比患慢性疲劳综合征之前多睡了一个小时甚至更长时间，那么减少晚上的睡眠时间，可能会让你感觉更好。

- 逐渐减少睡眠时间，可以晚睡半个小时，也可以早起

半个小时。

- 坚持更早起或更晚睡。
- 即使你比之前感觉更累，也试着不要通过晚起或早睡来补充睡眠时间。
- 每周回顾一下自己的睡眠日记，继续减少睡眠时间，直到你的睡眠时间回到患上慢性疲劳综合征之前的状态，或者直到你醒来后感觉更有精神。

一开始你可能会觉得这样做让你更累，但慢慢地，你的睡眠质量会随着睡眠时间的减少而逐步提高。

改善你的睡眠卫生

"睡眠卫生"指的是可能对睡眠有益或有害的生活方式和环境因素。

下面的建议可能有助于改善你的睡眠模式。

- **锻炼。**有证据表明，**下午晚些时候锻炼**可以加深夜晚的睡眠。但是睡前3小时内不要做剧烈运动，因为这可能会让你睡前很清醒。
- **晒太阳。**白天尽量到户外去，因为白天照射自然光、晚上待在黑暗中有助于维持健康的睡眠-清醒周期。
- **饮食。睡前吃点零食**可能会促进睡眠，但睡前吃太多可能会干扰你的睡眠。

- **睡前1—2小时内应限制液体的摄入**，以减少夜间上厕所的次数。

- 咖啡因会刺激中枢神经系统，可能会延迟入睡时间，导致失眠。**睡前4—6小时内和晚上醒来之后应该避免喝含有咖啡因的饮料**，比如咖啡、茶、热巧克力和可乐。一般来说，咖啡中的咖啡因含量是其他含咖啡因饮料的两倍。

- 尼古丁也会刺激中枢神经系统，尽管许多人说吸烟有助于他们放松下来，但总的来说，吸烟会刺激人体而不是让它放松下来。因此，**睡前和夜间醒来后应避免吸烟**。

- 酒精会抑制中枢神经系统。虽然它可以帮助你快速入睡，但几小时后，它就会像兴奋剂一样，增加你醒来的次数，并且通常会降低你晚上的睡眠质量。患有慢性疲劳综合征的人不太会喝很多酒，因为他们通常对酒精更敏感。但是**如果你喝酒，那么尽量只喝1—2杯，并且睡前3小时最好不要喝**。**睡前喝1杯牛奶可以帮助**你进入困倦的状态，并让你夜间不会醒来。

- **环境**。你的床、床垫和枕头应该是舒适的。在睡觉期间，把室内光线调到最暗、噪音降到最低。如果有必要，可以给卧室安装百叶窗。不要让卧室太热，卧室温度应该控制在18℃左右，必要时可以用风扇或暖气来调控温度。如果你住在一个吵到让人无法适应的地方，那么睡觉时可以塞一对耳塞。

为入睡做准备

养成好的**睡前习惯**将帮助你在精神上和身体上为入睡做好准备。

- 试着在睡觉前1小时左右放松下来。
- 为了放松，你可以看电视、洗热水澡、听音乐，等等。
- 不要做会让你头脑清醒的刺激性活动，例如工作、学习、使用电脑/手机或做一些困难的决定。对有些人来说，看电视也是一种刺激。
- 形成一套睡前程序，例如：把门锁好、关灯、刷牙。这会向你的身体发出一个信号 —— 你要准备睡觉了，这可能会增加你的睡意。

减少夜间忧虑

晚上躺在床上担忧一些事情会让我们感到紧张，难以入睡。如果你在白天处理好这些令你担忧的事情，让你的大脑在你躺在床上的时候能够放松下来，"关闭"身体开关，那么对入睡真的会很有帮助。按照下面步骤去做可以帮助你更快入睡。

- 在傍晚的时候留出15—20分钟时间。
- 在这段时间里写下你在白天没有时间处理或未解决的问题。（请参阅下一页的示例。）
- 写下解决这些问题的1—2个可能的步骤。
- 计划好何时采取行动，例如第二天，因为知道什么时候你会去解决这些问题也可以帮助你的头脑放松下来。
- 也要考虑到其他可能会影响你睡眠的长期问题，比如情感、经济或其他任何方面的担忧。
- 对每一件令你担忧的事情，都要写下可以采取的第一个或下一个积极的行动步骤，以及你将采取行动的时间。
- 如果你觉得没有什么特别的事情让你感到担忧或睡不着，那就利用这段时间做一些会让你放松下来的事情！
- 如果你躺在床上因为担忧一个问题而辗转反侧，就提醒自己，你会着手去解决这个问题，现在担忧不会有任何帮助。
- 如果晚上出现新的担忧，就把它们写在笔记本或纸上，第二天用上述方式处理这些问题。

- 可以参阅第10章"克服与慢性疲劳有关的担忧、压力
  与焦虑"以及第9章"克服无益的思维模式",这些内
  容可能会对你有所帮助。

担忧或未解决的问题以及如何解决它们的示例

担忧／未解决的问题	解决步骤
1. 与一位朋友或同事发生了争吵。	1. 给他们发一条短信(明天要做的第一件事)。与他们相约明天见面讨论。
2. 明天有很多事情要做。	2. 早餐后列出一天要做的事情。理清这些需要做的事情的优先次序。
3. 家里乱糟糟的,即将有访客。	3. 在接下来的几天里,每天花30分钟整理和打扫房子。委托/请求别人帮助你。

应对因无法入睡而产生的沮丧感

如果你因为无法入睡而感到沮丧并担心第二天可能出现的负面后果,你很可能会更努力地入睡,进而抑制你的睡眠。所以:

- 不要太努力地入睡。
- 告诉自己"想睡的时候自然就会睡着",而且"放松地躺在床上几乎和睡觉有着一样的效果"。

- 在黑暗中，尽量睁着眼睛，当上下眼皮开始打架时，再坚持睁几秒钟。这样做能诱使睡眠到来。

- 想象一个令人愉快的场景，比如一个会令你感到平静和放松的地方，可能是度假的场景。然后试着想象你能闻到、听到、感觉到、尝到和触摸到的东西，尽可能让自己有一种身临其境的感觉。白天想几个可以尝试的场景会很有帮助，这样晚上的时候，脑海中就会立即浮现出这些场景。

- 当你在脑海中想象这些令你愉悦的场景时，你会发现做一些令人感到平静的呼吸练习可以帮助你的身体进一步放松下来（参阅第10章中关于呼吸练习的内容）。

7 制订活动与休息计划

平衡好活动与休息是帮助你改善疲劳的一个关键。本章首先将帮助你制订初步的活动与休息计划。然后，我们将向你展示如何通过逐步增加活动量、改变活动内容或添加新的活动来帮助你朝着你在本章中为自己设定的目标迈进。

什么时候可以制订初步活动计划

当你记录自己的活动与睡眠日记两周之后，并对自己白天的活动与休息模式以及晚上的睡眠模式有了清晰的认识，你就可以开始制订你的初步活动计划了。初步活动计划的目标是巩固或坚持已经在做的事情，而不是做出任何大的改变。

针对不同的情况制订不同的计划

由于慢性疲劳对人们的影响各不相同，所以本章将分为两个部分进行阐述。你可能会发现其中一个部分比另一个部分更适合自己的情况，但我们还是建议你把两部分内容都阅读一下。

- 第1部分旨在帮助那些患病后几乎什么事情都不做了或大部分事情都不做了的人。（请从第98页开始。）
- 第2部分旨在帮助那些在生活的某些方面（比如工作、学习或照顾家庭）能够如常进行，但无法进行其他活动（比如见朋友或定期锻炼）的人。（请从第109页开始。）

第1部分：活动大量减少者的活动与休息计划

我们已经在前文讨论过导致慢性疲劳持续存在的常见因素，比如低质量的睡眠模式、休息过多或过少等。希望现在你已经找到一些可能导致自己持续感到疲劳的因素。你可以再看一看你在第36页绘制的疲劳的恶性循环图，回忆一下是哪些因素导致你感到疲劳的。

为了让自己感觉更好，你可能已经尝试过很多方法，但你感觉自己总是前进了两步之后，又会倒退一步。

　　导致慢性疲劳持续存在的一个非常常见的因素是活动减少和休息增加。正如我们在第 1 章中阐述的，减少活动和延长休息时间可能会引起身体的变化。这些变化会使人产生不适的感觉和症状，令人感到非常痛苦，并常常导致人们的休息与活动模式变得不稳定，被感觉所左右。

　　你的症状可能非常严重，这让你大部分时间只能躺在床上或待在家里，日夜不分地度过。做一点点事情都会令你感到非常疲惫，比如梳头、说话、在房间里走动、穿衣服或洗澡。某些日子你可能会感觉好一点，可以多做一点事情。但是，由于在感觉稍微好些的日子里"做了太多事情"，你可能会感到更加疲劳，其他症状也会有所加重，因此在接下来的日子里你还是做不了什么事情。

为什么有时休息也感觉不舒服

　　我们都需要充分的休息和放松来保持健康。患有慢性疲劳综合征的人常会发现自己比过去休息得更多，但很少会因此感到精力更充沛。原因可能有以下几点：

- 你的身体还没有适应有规律的作息，因为你休息可能是为了应对疲劳和疼痛症状，而不是有计划地进行。

- 虽然你可能觉得自己需要多休息，但休息过多可能会适得其反，因为它可能会影响你的睡眠和身体健康。事实上，它会让你感到更加疲惫和昏昏欲睡。
- 你可能很难好好地放松下来，因为当你试着休息时，你可能会发现很难"关闭"身体开关，例如你可能会想着自己需要做的工作或者担心自己做不到的事情。

为了更好地平衡活动与休息，提前计划好你每天要做什么会很有帮助，这就是你在制订活动计划时要做的事情。

在制订活动与休息计划时需要考虑的事情

- 首先，变得更活跃的关键是让活动与休息具有**一致性和规律性**。很重要的一点是，你应该计划每隔一段时间做一些小活动，而不是长时间才偶尔活动一次。随着你每天活动量的增加，你会逐渐变得更强壮，并且你需要的休息时间也会减少。
- 试着让每天的活动量和休息次数大致相同。在实际生活中，这可能很难做到，但要尽可能保持一致。
- 初步活动计划的目标应该是使给定的一周的总活动量与现在一周的总活动量大致相同。举例来说，如果你现在把一周的打扫工作集中在一天的 2 小时内完成，那就把这2小时的打扫工作分4天完成，每次30分钟。

- 很重要的一点是，要考虑在你的休息时间你要做什么。在休息时间，你应该试着放松下来。你在休息时间做什么取决于你感到有多疲劳，以及做什么事情会让你放松下来。有些人可能会发现阅读能令他们放松下来；而对其他人来说，阅读可能是一件需要认真去做的事情。你也可以考虑通过听有声书、音乐、广播或看电视让自己放松下来。有些人喜欢和他们的伴侣、孩子或宠物一起放松，或者在外面赏鸟、画画、编织。重要的是，你要把休息时间和活动时间区分开来，休息时间所做的活动是能令你放松的活动。

- 不管你感觉有多累，白天都尽量避免在床上休息或睡觉。白天睡觉或在卧室休息很可能会影响你在晚上的睡眠。然而，正如我们在前面的章节中提到的，如果你只有一个房间，例如住在一套一居室里或学生宿舍里，没有其他地方可以放松，那么白天就在你的床上铺一条毯子，晚上再拿掉，这样当你晚上上床睡觉时就会有不同的感觉。

参阅第82页的目标分解表，你大概就会知道要把哪些活动写入活动计划了。

制订一份活动计划的步骤

制订活动计划

- 在你的活动计划中写下你想在下周做的活动。第103—105页有3个不同的初步活动计划的示例，第118页有一张空白的活动计划表，你可以复印几份，然后进行填写。

- 每一项活动都要写明你想**多久**做一次，每次做**多长**时间，例如，"每隔一天阅读15分钟""每天整理30分钟房间"。

- **根据**你的活动日记给每周每项活动分配时间，确保自己不会做某一项活动做得太久。

- 把你的活动时间分成一个个便于**管理的小的时间段**，而不是一个很长的时间段，例如如果你每天都要做1小时家务，那就把它分3次完成，每次20分钟。

- 记住要结合改善睡眠的策略制订活动计划，比如早上定时起床。

制订休息计划

- 看一看你所写的活动日记，估算一下平均每天要休息多久。

- 在你的活动计划上写下每天休息的**次数**和每次休息的

时长。

你可以用下面的公式初步计算一下你休息或放松的时长。

- 看一看你的活动日记，计算一下你在记录活动日记期间休息的总时长。

- 用休息的小时数除以记日记的天数，你就可以估算出每天需要休息的时长。

示例1：

14天的休息总时长 = 42小时。

$42 \div 14 = 3$

每天的休息时长：3小时。

示例2：

7天的休息总时长 = 35小时

$35 \div 7 = 5$

每天的休息时长：5小时。

初步活动计划的示例

每天休息约 3 小时的人

- 早上8点前起床穿好衣服。

- 每天在椅子上休息3次，每次1小时（例如，每天上午10点、下午2点、下午6点）。
- 每天散步2次，每次15分钟。
- 每天阅读2次，每次20分钟。
- 每天做家务2次，每次30分钟。
- 每周用手机/电子邮件/Facebook（脸书）和朋友交谈2次，每次15分钟。
- 晚上11点左右困了就上床睡觉。
- 每周与当地的朋友见面1次，每次1小时。

每天休息约6小时的人

- 早上9点前起床穿好衣服。
- 每天散步2次，每次10分钟。
- 每天做家务4次，每次15分钟。
- 每周用手机/电子邮件/Facebook和朋友交谈3次，每次10分钟。
- 每天阅读2次，每次10分钟。
- 每天在椅子上休息6次，每次1小时，每次休息间隔的时间要均匀。
- 晚上10点30分后困了就上床睡觉。

每天大部分时间都在休息的人

- 早上9点前起床。

- 每小时休息50分钟。

- 每小时活动（写明做什么活动）10分钟，例如：每天上午9点30分之前洗漱好；每天上午10点30分之前穿好衣服；每天阅读2次，每次10分钟；每天洗2次盘子并把盘子擦干；每小时至少散步1分钟；洗切蔬菜、洗头、冲澡，做一些文书工作，与孩子们一起读书或玩耍等。

记录你的活动

现在，你应该已经习惯在活动日记中记录你的活动了。当你开始实行活动计划时，继续记录活动日记，写下你在每天的每个小时里都在做什么会很有帮助。这将有助于你跟踪自己的进展。

请记住，上面的目标只是我们的建议，你可能觉得它们并不适合你。它们遵循了SMART目标设定原则，SMART即Specific（具体的）、Measurable（可衡量的）、Achievable（可实现的）、Realistic（现实的）、Timed（有时限的）。

当你开始实行活动计划时，会发生什么

正如我们在第 3 章中提到的，当你开始实行活动计划时，你的症状可能会轻微加重。不过，这通常是暂时的，是养成新习惯带来的影响。即使你想多休息，也要坚持按照计划去做。慢慢地，你的身体会适应你的新习惯，那些暂时加重的症状都会逐渐消失。

提高你的活动水平

当你建立了一个更稳定的活动与休息模式后，你就准备好了，可以逐渐增加每天的活动量。大概在实行初步活动计划 2—4 周后，你就可以开始做这件事了。到那时，希望你觉得自己已经能够将活动和休息计划管理得井井有条了。

- 看一看你的活动计划，问问自己："每一项活动我完成得有多成功？"

对于那些你觉得自己已经能很容易完成并且持续去做的活动，你可能会想稍微增加你在这项活动上的时间，我们建议你将活动时间增加 10%—20%。例如，如果你每天散 2 次步，每次 15 分钟，总共 30 分钟，那么你可以每天增加 3—6 分钟的散步时间，即每天散 33—36 分钟步。如果你每天花 10 分

钟处理邮件或做文书工作，那么你可以每天在这件事上再多花1—2分钟的时间。

对于那些你觉得自己只能部分完成的活动，你可能会想再给自己一周左右的时间，然后在这段时间里努力完成它。思考一下是什么阻碍了你像自己希望的那样始终如一地实现你的目标/活动，或许会有帮助。然后你就可以在接下来的一周做些事情来帮助自己。例如，如果你还无法在计划好的时间起床，那么你可以把闹钟的音量调大，或者把闹钟放到和床有一定距离的地方，这样为了按掉闹钟你就得起床了。

对于那些你还无法完成的活动，你可以思考一下自己是否把目标定得太高了，然后再稍微降低一点。你可能会因为一些原因觉得这周过得很艰难，于是决定下周再继续尝试完成这项活动。如果是这样的话，建议你思考一下可以通过哪些步骤实现你的目标。

我应该多久回顾和调整一次活动计划

我们建议你每周留出15—20分钟的时间来回顾你的活动计划。你可以利用这段时间评估自己的进展，并决定是否要对下周的活动计划做出调整。

我应该在什么时候添加新的活动

- 有时我们很难知道应该在何时添加新的活动。当你**觉得你把活动计划执行得相当到位时**，可以考虑添加一些新的活动。你可以在活动计划开始实行的几周后做这件事。不过要注意的是，过早地添加新的活动可能会适得其反，所以尽量稳扎稳打地向前推进。

- 当你**实现了一个目标后**，你就有时间添加另一项活动了。举例来说，如果你已经实现了每周出去社交1次的目标，你可能会想为每周增加一项新的社交活动，或者做一些别的事情，比如定期去上健身课或夜校。

- 有时你会发现，由于各种各样的原因，你无法遵照计划去做。举例来说，如果你有一个目标是每周去游泳，但游泳池因为要进行清洁关闭了，那么你可以用另一项运动代替游泳。如果你计划每周发3次邮件，每次花15分钟，但你的电脑坏了，那么你可以用写信给朋友来代替。

- 当你**缩减了休息时间之后**，你就可以加入新的活动或者增加正在做的活动的时间。举例来说，如果你已经成功地把休息时间从1小时减少到30分钟，那么你就可以利用节约下来的30分钟做另一项活动。

- 你不一定要等到疲劳感有所减轻再增加某一项活动的时间或开始一项新的活动。

如何减少休息时间

首先,要逐步减少你的休息时长。举例来说,如果现在你每天休息3次,每次1小时,那么你可以从每次减少10分钟休息时间开始。如果你每天休息6次,每次30分钟,那么你可以把其中3次休息时间减少5分钟,另外3次依然休息30分钟。

如果你每天会休息很多次,那么你可以减少休息的**次数**。

重要的是,即使你感觉好些了,也要继续在白天进行几次短暂的休息,否则你可能会陷入一个循环:长时间地活动不休息,然后需要休息很长时间来恢复精力。我们建议你在上午、下午和午餐时间至少都各休息1次。

第2部分:在生活的某些方面能够如常进行,但无法进行其他活动的人的活动计划

在第3章中,我们讨论了导致慢性疲劳持续存在的常见因素。我们希望到目前为止你已经发现了一些可能导致你持续感到疲劳的原因。你也可以再看一看自己在第36页画的疲劳

的恶性循环图，回顾一下是哪些因素导致你持续感到疲劳的。

你可能会发现，你可以连续工作、照顾家庭或学习很长时间，但到了晚上和周末，你就会把大部分时间用来休息或睡觉，试图以此恢复体力与精神，为下一周做准备。这种模式会令人非常郁闷，因为你会错过一些愉快的活动，比如与朋友或家人见面、外出游玩、做一些运动或者你爱好的事情。

让自己感觉更好的关键是要尽可能地让生活保持平衡。因此很重要的一点是，要找到你可以改变的领域。例如，你是否发现自己常常连续工作不休息？你是否发现在你送完孩子上学、打扫好房间、买好东西之前，你是不会坐下来休息的？你是否发现自己要完成所有的待办事项才会下班，即使已经很晚了？你是否会连续学习几个小时都不休息，然后因为感到非常疲劳而不得不睡上几天？你是否感觉自己身上背负的责任太多了？在全职工作的同时，你是否还在学习些什么？如果你对上述某些问题的答案为"是"，那么也许你可以考虑一下下面这些想法。

- 你能早点下班吗？
- 中午的时候，你能好好休息一下，吃个午餐，而不是坐在工位上啃三明治吗？
- 你能晚点再去打扫、清洗、做饭，先坐下休息半小时吗？

- 你能考虑找个清洁工/园丁为你干几个小时活吗？
- 你能每周计划做1—2项娱乐活动吗？
- 你能每天留出1小时给自己吗？
- 你能在学习的间隙散会步、休息一下吗？
- 你能让家人多做点家务或和你一起做饭吗？
- 你能把课程作业的截止日期延后一点吗？

制订活动计划，提前计划好你每天要做什么是很重要的。这将有助于你平衡好所有你需要做的事情（例如工作、学习、照顾家庭）与愉快的活动（比如见朋友和休闲放松）。

制订活动与休息计划时需要考虑的事情

- 试着在你每天繁忙的日程中短暂地休息几次。即使你在做一份要求很高的工作或照顾年幼的孩子，也应该可以在上午和下午分别至少抽出15分钟的时间休息，在午餐时至少抽出30分钟的时间休息。
- 即使你觉得自己精力充沛，也尽量不要长时间活动不休息。否则之后你很可能会为此付出代价，因为觉得自己需要休息而错过其他你想做的事情。
- 尽量不要试图在周末弥补之前缺失的休息时间。但是，确保自己有一些放松时间是绝对没问题的。一旦你开

始在白天有规律地休息，周末你就可能不会感到那么
疲劳，会感觉自己更有活力一些。

- 回顾一下第82页你的目标分解表，你大概就知道要把
  哪些活动加入活动计划了。

- 试着在周末计划做一些令人愉快的活动，也安排一些
  时间来做家务。

制订一份活动计划的步骤

制订活动计划

- 在你的活动计划中写下你下周想做的活动。（第118页有
  一份空白的活动计划表，你可以复印几份，进行填写。）
  每一项活动都要写明你想**多久**做一次，每次做**多长**时间，
  例如，"每周有两天下午5点前下班""每周见1次朋友，
  每次1小时""每天午餐时离开办公桌，休息30分钟"。

- 你的初步活动计划的目标应该是使给定的一周的总活
  动量与现在一周的总活动量大致相同。例如，如果你
  原来是在一天内完成一周的家务，现在就把一周的家
  务分成几天完成。

- 记住，要把你的活动时间分成一个个便于**管理**的小的
  时间段，而不是一个很长的时间段。例如，如果你计

划在周末做一些园艺工作，那就分2次完成，每次做
30分钟，而不要连续做1个小时。

制订休息计划

无论你是在工作、学习或者照顾家庭和孩子，有规律的休
息都是很重要的。有规律的休息可以让你感觉更好，让你在
晚上和周末有更多的精力去做自己想做的事情。令人感到放
松的事情因人而异。可以是阅读、听音乐、拼拼图、看电影
或好好洗个澡。

为了计划休息时间：

- 看一下你的活动日记，计算一下你在记录活动日记期
  间休息的总时长。例如，如果你已经记了14天的活动
  日记，那么就计算一下这14天的休息总时长。（你可
  能会发现有些日子你休息得很少，但在周末你却休息
  了很长时间。）

- 把你在这14天内休息的总时长除以总天数，计算出
  你每天大概需要休息多长时间。（这意味着你在有些
  日子的休息时间需要增加，有些日子的休息时间需要
  减少。）

示例：

14天休息的总时长 = 28小时

28 ÷ 14 = 2小时

每天的休息时长 = 2小时

- 在你的活动计划上写下每天休息的次数和每次休息的时长。如果你正在工作或学习，你就需要结合工作/学习任务来做安排。例如，你可以每天休息3次，其中2次15分钟，1次1小时，或者3次都是30分钟。

- 想想你的周末和工作日有什么不同。想想在休息日，除了做家务，你还可以做哪些令你愉快的活动。

初步活动计划的示例

正在工作的人

- 每天至少休息3次，2次15分钟，1次30分钟（在午餐时间）。

- 每周至少准时下班2次。

- 每周散步5次，每次30分钟。

- 每天花1小时做些令自己感到放松的事，比如听音乐、看电视。

- 每周参加1次社交活动，每次2小时。

- 每天晚上11点左右上床睡觉。

要一直照顾家庭的人

- 每天在家的时候，早上和下午分别休息1次，每次15分钟。
- 每天午餐时间休息30分钟。
- 每天打扫／做饭／做其他家务2次，每次1小时。
- 每天散步2次，每次15分钟。
- 每周和朋友或伴侣出去玩2小时。
- 每天晚上9点前停止做家务。
- 每天至少花1小时在一项爱好或阅读上。

在大学学习的人

- 每天早上9点前起床。
- 每天学习2小时。
- 每天散步20分钟。
- 出席所有的课程。
- 每天准备1顿新鲜的饭菜。
- 每周和朋友见2次面，每次1小时30分钟。
- 每天晚上10点前关掉电脑／手机。
- 每天下午放松1小时。

记录你的活动

现在，你应该已经习惯在活动日记中记录你的活动了。当你开始实行活动计划时，继续记录活动日记，写下你每天都在做什么会很有帮助，这将有助于你跟踪自己的进展。

当你开始实行活动计划时，会发生什么

这将取决于你为自己制订了什么样的活动计划。如果你的活动计划重点在留出固定时间放松、更早下班、请别人帮你做家务等事情上，你可能会发现自己不那么疲劳了。如果你对自己的日常习惯一下子做了很多改变，例如更短暂、更频繁地休息，在固定时间起床（即使在周末），更有规律地进行锻炼（而不是偶尔锻炼很长时间），那么你的疲劳感可能会在几周之内略有增加。

如果你发现自己的症状略微加重，一定要尽量坚持把活动计划执行下去，几周后你的症状会逐渐减轻。

改变你的活动水平或添加新的活动

- 当你在一周内建立了一个更稳定的活动与休息模式，并且觉得你把活动计划执行得相当不错，你就可以逐步添加新的活动或以某种方式改变你的计划了。例如，你可以添加一项（已经将其列为目标的）爱好或社交活动。

你可以在开始实行活动计划2—4周之后做这件事。

- 当你**实现了某一个目标后**，你可能会发现自己有时间加入另一项活动了。例如，如果你在大学里学完了一门课程，你可能会计划开始上另一门课程。如果你已经实现了每周准时下班2次的目标，你可以考虑每天都准时下班。你也可以选择开始一个新目标，例如每周与朋友见2次面。

- 有时你会发现，由于各种各样的原因，你所计划的目标无法实现。例如，如果你有一个目标是每周上1次瑜伽课，但由于报名人数不够，课程被取消了，那么你可以去参加普拉提课程或在家练习瑜伽，直到瑜伽课重新开放。

- 你**不一定要**等到疲劳感有所减轻再增加某一项活动的时间或开始一项新的活动。

我应该多久回顾一次我的计划

- 即使你可能每两周或每个月就会调整一次活动计划，也可以每周做一下回顾，这有助于你评估自己的进展。从现在开始，每周留出15—20分钟来回顾你的活动计划的完成情况，并制订下一个活动计划。

- 记住要留出休息的时间，在这段时间里不要安排任何事情。

活动计划表

1. _____
2. _____
3. _____
4. _____
5. _____
6. _____
7. _____
8. _____
9. _____
10. _____
11. _____
12. _____
13. _____
14. _____
15. _____
16. _____
17. _____
18. _____
19. _____
20. _____

记录目标完成情况

当你觉得自己已经建立了一套良好的日常习惯，并能够坚持执行你的活动计划时，你可能会觉得不再需要记录活动和睡眠日记了，并决定停止记录。这时，记录目标完成情况可以帮助你继续跟踪你的进展，你并不需要详细地写下你所做的事情，只需要在对应的方框里打个"√"就可以了。

第120—121页有一份已经填写好的"目标完成记录表"，第122页还有一张空白的记录表，你可以复印几份，进行填写。

我该怎么做？

- 在目标完成记录表最左边一栏写下你的活动计划，例如早上8点前起床、每天读15分钟报纸，等等。
- 一天过完后，你做完哪些活动，就在对应的方框里打个"√"，这样你就可以轻松地监控自己的进展。
- 如果你没有尝试或实现某个目标，就在对应的方框里打个"✕"或者什么都不填。
- 如果你有尝试去实现某个目标，但没能坚持到计划的那么长时间，那就记录下你坚持了多久，例如在目标"散30分钟步"对应的方框里，你可以写下"散了20分钟步"。
- 如果在使用目标完成记录表一周之后，你发现你不喜欢它们，或者觉得这样记录对你没有什么帮助，那么你可以重新开始使用活动日记。

目标完成记录表示例

两周开始了……

目标	周一	周二	周三	周四	周五	周六	周日	周一	周二	周三	周四	周五	周六	周日
早上8点之前起床	✓	8:20	✓	✓	✓	9:00	8:45	✓	✓	✓	✓	8:15	9:30	9:10
每天散步2次，每次30分钟	✓ ✗	✓ ✓	✓ 20分钟	✓ ✓	✓ ✓	✓ ✗	✗ ✓	✓ ✓	✓ ✓	✓ 5分钟	✓ ✓	✓ ✓	✗ 45分钟	✓ ✓
每天阅读2次，每次30分钟	✓ ✗	✓ ✓	✗ ✓	✓ ✓	✓ ✓	✗ ✗	✓ ✗	✓ ✓	✓ ✓	✓ ✓	✓ ✓	40分钟	✗ ✗	✓ ✓
每天上午10点坐下来休息1小时	✓	✓	✓	✓	30分钟	1小时5分钟	✓	✓	✓	✓	✓	45分钟	✗	✓
每天做2次家务，每次30分钟	✓ ✗	✓ ✓	✓ ✗	✓ ✓	✓ ✓	10分钟	✓ ✗	✓ ✓	✓ ✓	✓ ✓	✓ ✓	✓ ✓	✗ ✗	✗ ✓
每天下午1点坐下来休息1小时	✓	✓	1小时5分钟	✓	✓	2小时	✓	✓	✓	✓	30分钟	✓	✓	✓
每周和朋友喝2次咖啡，每次1小时	✓	✓			✓						一起吃午饭		✓	✓

续表

目标	周一	周二	周三	周四	周五	周六	周日	周一	周二	周三	周四	周五	周六	周日
每周游泳2次泳，每次20分钟			✓			✓				✓				✓
每天下午4点坐下来休息1小时	✓	✓	✓	✓	✓	✓	✓	✓	✓	✓	1小时30分钟	45分钟	×	✓
每周为家人做3顿晚餐	✓			✓		✓				✓		✓		✓
咨询关于志愿工作的事情		✓ 线上												
对这一天的评价					很晚才睡	感觉自己病了	感觉较好			很享受游泳				

目标完成记录表

两周开始了……

目标	周一	周二	周三	周四	周五	周六	周日	周一	周二	周三	周四	周五	周六	周日

8 症状管理

在这一章中，我们将向你介绍一种方法，帮助你应对你可能正在经历的令人不愉快的症状。在第一章中，我们讨论了慢性疲劳综合征患者的常见症状，包括疲劳、疼痛、头晕、对光线和噪声敏感，并总结了这些症状背后的一些生理学原理。无论你正在经历什么样的症状，症状的强度都有可能会波动，而且有时会令你感到痛苦和虚弱。

当你体验到令人不愉快的症状时，很难不去关注它们。你可能会发现，你的注意力会不断回到这些症状上，你会知道症状什么时候好转了或恶化了。你会发现你比你想象的更关注自己的身体。这种关注很难控制。然而，无论你多么不由自主地去关注你的症状，都会带来负面后果。关注症状不仅会强化它们，还会增强你对正常的身体感觉的意识，比如心率、呼吸、体温等。你可能会更加担忧自己的健康情况。

虽然本书中的许多行为策略可能会帮你减轻症状，但下面的方法可能会带来更直接的帮助。

注意力训练

最初，注意力训练是为了帮助人们把注意力从担忧中转移出来。后来，注意力训练被用来帮助人们把注意力从不愉快的症状或身体感觉上转移开，并且颇有效果。下面我们将介绍如何进行任务专注练习，以帮助你集中自己的注意力。

专注于任务

当你在做诸如洗碗、做饭、刷牙、整理抽屉、打扫灰尘等事情时，你可能会感知到很多不同的东西。例如，你可能会感觉到有一些想法在你的脑海中一闪而过，其中一些可能与下一个任务有关或是对这一天的总体感觉，另一些可能与你的感觉有关（例如感到疲劳、肌肉痛到活动困难）。学习专注于手头的任务可以帮助你练习把注意力集中在你正在做的事情上，减少对思想和身体感觉的关注。

我该怎么做

- 首先，在下面的横线上至少写出五项你想进行注意力训练的任务。

  任务 1 _____

  任务 2 _____

  任务 3 _____

  任务 4 _____

  任务 5 _____

- 从上面的任务中选择一项，尝试进行第一次任务专注练习，练习时从**最简单**的一项任务开始，比如，刷牙或熨衣服可能比做饭更简单。

- 计划好你将在**什么时候**做任务专注练习，并把这个目标添加到你的活动计划中去。

- 你可以尝试第一周每天做一次任务专注练习，看看效果如何。然后再在接下来的几周里**逐步**增加任务专注练习的次数。

- 在做任务专注练习时，我们希望你把注意力集中到你的**视觉、嗅觉、触觉、味觉和听觉**上。

  ○ **视觉**：你能看到什么？你看到的这样东西是什么颜色的？它的表面是什么样的？有裂纹、裂缝或颜色深浅不一吗？

- 　**嗅觉**：你能闻到什么气味？这里有些什么气味？这些气味有什么不同吗？

- 　**触觉**：你摸到的那些东西是什么感觉？你感受到不同的质地了吗？它们是粗糙的还是光滑的？你感觉温度如何？是热的还是冷的？

- 　**味觉**：你能尝到什么味道？有不止一种味道吗？这些味道会在你嘴里的不同部位发生变化吗？

- 　**听觉**：你能听到什么声音？这些声音与你的任务有关吗，还是房间里别的东西或外面的东西发出的？你能听到多少种声音？

- 完成第128页的"任务专注练习表"，那是一张空白的表格，你可以复印几份，进行填写。

  - 在表格上写下你所选择的任务。

  - 把你注意到的（看见的或闻到的等）写下来。

  - 给自己的注意力情况打分，看看你把多少注意力放在了**自己**身上，例如对身体感觉／症状或想法／担忧的意识。在同一栏里，给你对"任务"的专注程度打分。

  - 在评论栏中写下自己的想法。

请参阅下一页的任务专注练习示例。

任务专注练习示例

日期	任务	我注意到了什么？	我的注意力集中在哪里？	评价
	刷牙	视觉：蓝色牙刷，白得发光的牙膏。 嗅觉：甜味和薄荷味。 触觉：刷毛摩擦牙床的感觉。 味觉：薄荷味。 听觉：牙刷有节奏地刷动的声音、水流的声音、隐隐的广播声。	自己：40%。 任务：60%。	做得比我想象的要好！不过，我发现现在我已经好几年没有去看牙医了。

任务专注练习表

日期	任务	我注意到了什么？	我的注意力集中在哪里？	评价

任务专注练习

在你做过几次任务专注练习，并且成功把注意力集中到自己的视觉、听觉、味觉等感觉上之后，你可以尝试怀着一种"开放的心态"来完成任务，也就是说不用再特别关注你的各种感官。如果后面你发现自己又开始关注症状或担忧的想法等，你可以再次把注意力集中到自己的视觉、听觉、味觉等感觉上。

你可以按照任务专注练习所教的方法每天增加要集中注意力的事物的数量。例如：

- 散步。
- 给猫梳毛。
- 洗澡。
- 抚摸你的宠物。
- 游泳。
- 坐公共汽车或火车。

牢记以下几点

- 你可能需要练习一段时间才能学会如何专注于任务，所以如果一开始做得不好，不要放弃！
- 只要你觉得它有用，就把任务专注练习表一直记录下去。

- 如果你发现自己在完成任务时分心了，也许可以选择一个更简单、更直接的任务。我们经常建议人们一开始先用刷牙做任务专注练习。

9 克服无益的思维模式

这一章的目标是帮助你处理无益的或困扰你的想法。如果你读过第8章"症状管理",你可能已经尝试做过任务专注练习了,并且很有可能你的症状和担忧已经有所减轻。

本章会帮助你以一种不同的方式克服忧虑和无益想法。首先,我们会帮助你更多地了解我们思考事物的方式会如何影响我们。然后我们会介绍一些策略来帮助你挑战那些无益的、可能会把你的生活变得更加艰难的思维模式。

我们把这一章分成3个部分:

第1部分:了解我们的想法是如何影响我们的

第2部分:清理无益想法

第3部分：清理无益的假设和消极的核心信念

第1部分：了解我们的想法是如何影响我们的

在这一部分中，我们将讨论我们的想法、感觉、行为和生理反应之间的关系，其中生理反应包括正常的身体感觉，比如感到热、冷，以及疲劳、疼痛等。然后我们会专门帮助你进一步了解我们思考事物的方式可能会如何影响我们。

我们的生活会受到五个相互关联的方面的影响：

- 想法（信念、想象、记忆）；

- 感觉（心情或情绪）；

- 行为（我们做的事情，例如活动、睡眠、休息）；

- 生理反应（疲劳，疼痛，对光线和噪音敏感，头晕，精力水平、睡眠、食欲等的变化）；

- 环境（我们生活中发生的事情，包括过去的和现在的）。

请参阅下一页的图9.1，看看每个方面是如何直接影响其他四个方面的。

- 如果长时间没联系的朋友给你发了一条信息（行为），你可能会想"能收到他的消息真好"（想法），并且感

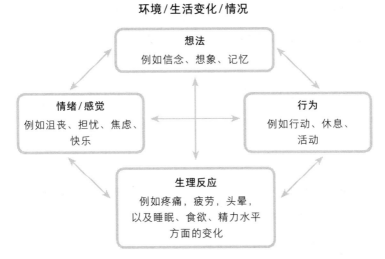

图9.1 我们生活的各个方面是如何相互联系的

到很高兴（情绪）。

- 如果你摔倒并擦伤了膝盖（行为），你很可能会感到疼痛（生理反应），如果伤得有点严重，你可能会感到头晕或恶心（生理反应），并对自己没有注意看路而感到懊恼（情绪）。

- 如果天气阴沉了几天之后迎来了温暖晴朗的一天（环境），你可能会想"太阳终于出来了！今天阳光明媚，我真高兴"（想法），并且感到很高兴（情绪），还可能会出去散散步或在公园里坐坐（行为）。

看看上面几个例子，试着用不同的方式来解读它们。因为任何情况都可以用多种方式进行解读。你对某一种情况的看法可能会使你产生某种感觉，这种感觉又会影响你的行动。

示　例

几天前，你给几位朋友发了一条短信，想约他们见个面，但他们没有回复你。

可能的想法	可能的感觉
• 他们总是会过一段时间才回复我。	平静
• 为什么总是我主动约他们？	生气
• 他们显然不想见我。	难过
• 我做错了什么？	
• ＿＿＿＿＿＿＿＿	＿＿＿＿
• ＿＿＿＿＿＿＿＿	＿＿＿＿

从上面的例子中，你可以看到，针对同一种情况的想法可能会有很多种。你可能还有其他不同的想法和感觉，可以在上面的横线上写下来。

不同的想法会导致我们产生不同的感觉或情绪，比如平静、生气、难过。这些想法和感觉可能导致人们做出不同的行为。例如：

• "平静"的人可能会再发一条短信给他的朋友们，看看他们是否收到了之前的信息，或者用一种轻松的心态等待他们的回复。

- "生气"的人就算最终收到了朋友的回复，他可能也会对朋友怀有一点微妙的情绪。

- "难过"的人可能会继续感到难过，继续纠结自己做错了什么。

你写下的想法和感觉会促使你做些什么？

- _____

   _____

　　有时，改变我们思考事物的方式是有益的。如果我们改变对某件事的思考方式，我们的做法（行为）也会随之改变，我们的感觉（情绪）和生理反应也会发生积极的变化。所以，在上面的例子中，如果"难过"的人把他的想法转变为"他们经常会过一段时间才回复我"，他可能会感到更开心，并且能够更愉快地度过这一天。

　　生活中的变化会影响我们的情绪、身体感受、想法和行为。升职、通过考试、中彩票、拥有一段新的良好的亲密关系等很可能会使我们感到快乐，自我感觉很好，并且想要庆祝。我们在生活中可能会遇到考试不及格、生病、亲密关系破裂、家里遇到困难、失去亲人和陷入财务困境等问题，这些事情可能会让我们感到难过、担忧、紧张和疲倦，还可能会导致我们感到沮丧、远离他人，等等。我们思考事物的方式也可能会受到过往经历的影响，我们将在本章的第3部分中更深入地讨论这一点。

第2部分：清理无益想法

偶尔有一些无益想法是很正常的——我们都会有！不过，如果你正患有慢性疲劳综合征或其他令你感到疲劳的疾病，那么你可能很难保持积极的心态。当你感觉不舒服、生活受到了限制、未来似乎变得不确定时，无法保持积极的心态是可以理解的。你的家人、朋友或健康专业人士可能不太理解你遇到的健康问题，这可能会导致你感到沮丧或有点孤独。你可能会对自己现在不能做某些事情感到沮丧，并担心自己的健康。这些消极的想法和感觉会让你更难在战胜疾病方面取得进展。这一部分提供了一些方法，以帮你清理这些想法，从整体上减轻你的苦恼，使你能够更自信、更积极地前进。

正如我们在本章开头提到的，有时你可能会感觉计划难以取得进展。你可能会有下面的想法：

- 我的进展似乎非常缓慢。
- 我大部分的活动计划都没有完成，这太难了！

- 每天同一时间起床是不现实的！

- 我好像前进了两步，又倒退了一步。

这些都是无益想法，有时这些想法会让你难以继续执行活动计划。

无益想法的类型

我们发现许多慢性疲劳综合征患者都有一些无益想法，这些想法主要可以分为两个方面：

- 对疾病的恐惧或担心。
- 拥有较高的个人标准和自我期望。

对疾病的恐惧或担心

下面这个例子展示了，对疾病感到恐惧的无益想法是如何影响一个人生活的其他方面的：

情况	前一天走了很远的路，醒来后感到非常疲惫和疼痛。
想法	我显然走路走太多了！
行为	一天的大部分时间都在休息。
情绪	担心疲劳加重。

为屈服于疲劳而懊恼。

生理反应 身体症状加重，例如疲劳和肌肉酸痛。

你能想到你对疲劳的想法影响到你生活的其他方面的例子吗？如果想到了，请写在下面的横线上。

情况　　_____

　　　　_____

想法　　_____

　　　　_____

行为　　_____

　　　　_____

情绪　　_____

　　　　_____

生理反应　_____

　　　　_____

拥有极高的个人标准和自我期望

许多慢性疲劳综合征患者说，在患病之前，他们非常忙碌且精力充沛，他们有进取心，有责任心，对自己期望很高，有时对别人的期望也很高。他们有时会把自己形容为完美主义者。

完美主义是什么？

完美主义是一个不符合现实的概念，因为一个人认为完美的东西在另一个人看来可能并不完美。让我们以吃饭为例，大家坐在有着同样的食物的餐馆、招待所或者家里的某张桌子上吃饭，有人可能会说菜的味道特别好，但也有人可能会说菜有点冷、没煮熟、太清淡或油腻，等等。完美主义虽然没有明确的定义，但一般包括以下几个方面：

- 不懈地追求极高的标准（对自己或他人）。
- 主要基于自己努力达到这些不近人情的标准的能力来判断自己的自我价值。
- 虽然承受过设定这种苛刻的标准的负面后果，却仍不惜代价试图维持它们。

你可能会发现，因为疲劳，你已经很难维持以前的高标准或像以前一样做很多事情了，这可能会导致你：

- 过度自我批评；
- 因为担心自己无法完成或做得不够好而害怕尝试新的事情；
- 怀疑自己的判断，导致自己更难完成任务；
- 把精力浪费在没有完成的事情上；

- 如果没有对某一项任务的完成情况感到满意，就会因为放松而感到愧疚；
- 因为能做的事比以前少了很多而感到沮丧。

下面这个例子展示了与完美主义相关的无益想法是如何影响萨拉的。

情况	学习时间没有我计划的那么久。
想法	我现在本应该把论文交上去了。
	我又没有在截止时间前完成任务。
行为	无法放松或集中精力做任何一件事。
情绪	因为没有完成任务而感到沮丧，担心错过截止时间。
生理反应	感觉更疲劳。

你能想到任何在你感到疲劳后"完美主义"的想法影响你生活的其他方面的例子吗？如果想到了，请写在下面的横线上。

情况　　　_____

　　　　_____

想法　　　_____

　　　　_____

行为 _____

_____

情绪 _____

_____

生理反应 _____

_____

你可能会不时地对各种与疲劳有关或无关的事情产生像上面这样的无益想法，例如人际关系、工作、财务、友谊或家庭问题。这些想法可能也会让你感到有点心烦意乱或情绪低落，进而对你的疲劳产生负面影响。

无益想法的特征

- **自动的**：和所有的想法一样，无益想法往往会迅速地、出乎意料地出现在我们的脑海里，不需要任何刻意或有意识的努力；

- **扭曲的**：这些想法通常不完全准确；

- **看似可信的**：我们把它们当成事实接受，不会去质疑它们；

- **反复出现的**：很难消除这些想法；

- **持久的**：可以把无益想法视为偏见，因为它们很难改变。

如何识别并记录我的无益想法

在接下来的一周左右，试着注意当你对某件事有强烈的感觉和反应，症状加重或情绪变化时，你在想些什么。

尽快把这些**无益**的想法写下来，这样你就能记住它们的细节。你可能会喜欢下一页的"无益想法日记模板"。你可以复印几张进行填写，也可以在你的手机、日记本或任何你觉得适合的地方记录这些想法。但是，请试着按照无益想法日记中那几项进行记录。

- 在"情况"一栏中，写下你在有强烈的感觉或情绪发生变化之前正在做什么或想什么，例如：思考明天的事情，和很久没见过的人见面，忙碌一天后回到家。
- 在"情绪"一栏中，写下在无益想法出现之前或出现时你的感觉。然后记下你的情绪的强烈程度（0—100%）。如果你觉得无法用百分比来衡量你的情绪，那就用"温和""适中"或"严重"这样的词来描述。
- 在"无益想法"一栏中，写下你脑海中的真实想法。如果你有不止一个与这种情况有关的无益想法，那就把它们都写下来。

无益想法日记模板

日期	情况 出现这些想法的时候，我正在做什么？	情绪 我有哪些感觉？ 其强烈程度如何（0—100%）？	无益想法 在我开始出现这种感觉之前，我脑子里在想些什么？我对每个想法的相信程度如何（0—100%）？

- 在"无益想法"一栏每个想法的后面写下你对它的相信程度（0—100%）。0表示你完全不相信这个想法，100%表示你完全相信这个想法，没有任何怀疑。

　　一开始，你会发现很难找出自己的无益想法。毕竟，我们不习惯专注于我们正在思考的事情！不过，稍微练习一下之后，它就会变得很容易。而且，有时人们会犹豫是否要把自己的无益想法写下来，因为他们可能会为此感到尴尬，或者觉得这些想法太微不足道了。然而很重要的一点是，要认识到这是克服无益想法的第一步，如果这些想法在某种程度上让你感到不舒服、担忧、烦恼了，那么它们就不是微不足道的！

　　下一页有一个无益想法日记示例。

我应该记录无益想法日记多长时间

　　记录无益想法日记最好要持续一段时间，因为这会让你产生一些略微不同的想法。而且，要区分清楚**想法**和**感觉**（情绪）可能也需要一段时间。

无益想法日记示例

日期	情况 出现这些想法的时候，我正在做什么？	情绪 我有哪些感觉？ 其强烈程度如何（0—100%）？	无益想法 在我开始出现这种感觉之前，我脑子里在想些什么？我对每个想法的相信程度如何（0—100%）？
2月1日	想为大学写篇文章。	沮丧：70%。 担忧：60%。	我就是无法集中精力，我永远无法及时完成工作：70%。
2月3日	和工作中认识的老朋友们见面。	难过：80%。	我觉得和大家都生疏了：90%。 我已经一年多没有工作了，也没有任何东西可聊：80%。 他们一定认为我很无聊：80%。

退后一步看待你的无益想法

一旦你发现了自己的无益想法，退后一步会产生难以置信的力量，让你看清它们的本质：它们不是事实，只是一些想法！可以给这些无益想法加上"我在想……"的前缀，这样可以帮助你认识到它们只是想法。

例如：

- 把"我永远无法及时完成任务"变成"我在想我永远无法及时完成任务"。
- 把"如果晚些时候和朋友们一起吃饭，我一定会感到非常疲惫"变成"我在想，如果晚些时候和朋友们一起吃饭，我一定会感到非常疲惫"。
- 在下面的横线上写下你的一个无益想法，然后在它前面加上"我在想……"，你发现了什么？

_____

_____

_____

_____

挑战无益想法

尽管有些人发现，退后一步可以让他们的感觉发生积极的变化，但情况并不总是这样。接下来我们将向你介绍一些挑战无益想法的方法。首先通过剖析它们去寻找"思维错误"，然后问自己一些问题，帮助自己以一种更平衡的方式来看待那些无益想法。

为什么挑战无益想法很重要？

我们已经讨论过，我们对某件事的思考方式将决定我们会有什么样的感觉，而我们的感觉通常会决定我们的行为。在第132—133页，我们已经举了一些例子。你可能也写下了自己的例子。挑战这些无益想法可能会帮助你以一种更平衡的方式看待事情。这可能会直接影响你的感受，也可能会影响你的行动。

当你开始挑战自己的无益想法时，我们建议你回顾一下自己记录的无益想法日记，然后选择一个你想挑战的想法，按照第148—155页的步骤去做。当你成功挑战了一个无益想法后，你可以挑战无益想法日记里另一个想法，或者等新的无益想法出现后再对其发起挑战。

"新想法日记"在无益想法日记的基础上进行了扩展，并增加了四个新步骤：

- **评估你的想法**，寻找无益的思维模式。
- **回答问题**，思考支持或反对你的无益想法的证据。

- 提出一些更现实或更有帮助的**替代想法**。
- **想出一个行动计划**，为自己提供实用的策略，以帮助你打破思维的旧习惯，强化新习惯。

按照这个步骤完成一份新想法日记，这将帮助你监控自己挑战无益想法的进度。我们提供了两种新想法日记供你使用。第一种比第二种更详细，有些人喜欢刚开始的时候用第一种新想法日记进行记录，当他们对挑战无益想法感到更自信之后，就开始用第二种新想法日记进行记录。第155—166页详细介绍了如何填写这两种日记，并提供了一些示例以及空白的日记模板，你可以复印几份，进行填写。

当你开始用新想法日记挑战无益想法时，你就可以不再写无益想法日记了。

第1步：评估你的无益想法

评估你的想法包括发现思维错误。这些是无益的思维模式，看似可信，但往往在某种程度上扭曲了现实。评估它们能帮助你退后一步，仔细分析你的想法，而不是把它们当作事实来接受。

- 看看下面这些无益的思维模式的例子。
- 回顾一下你写下的那些无益想法。你能找出思维上的错误吗？

你可能会注意到，每种想法都存在不止一个思维错误，而且你经常会犯某一两个思维错误。这会给你带来很大的帮助，因为当你注意到自己会反复犯某一个思维错误后，你就可以立即退后一步，对自己的处境感觉好一点。

当你更有信心能够发现思维中存在的错误时，你就准备好进入下一步了。

表9.1　无益的思维模式

无益的思维模式 （思维错误/扭曲）	表现	示例
绝对式思维，也叫非黑即白思维。	只会从两个极端看待某种情况，而不会把它看成一个连续的统一体。	"如果我不能在外面待到很晚，那么出门就没有什么意义了。"
过度泛化	做出消极的假设：因为某事已经发生过一次，所以它将会再次发生。	"上周散了很久步之后感觉更糟了，所以下次散步散久肯定会感觉更糟。"
忽略积极面	总是想着糟糕的经历，忽视事物积极的方面。	"我这一周过得很糟糕，什么都没做成。"
"应该"和"必须"式的表述	认为自己或他人就应该如何表现。如果期望没有实现，你可能会过分估计情况的糟糕程度。	"现在，我应该要能更好地应对这种情况了；我还不够努力。" "我必须更加努力！"
灾难化	夸大事实，让事情看上去比实际情况更糟。	"今天我肌肉酸痛，感觉更累了。我一定是对自己造成了某种永久性的伤害。"

无益的思维模式（思维错误/扭曲）	表现	示例
情绪推理	把感觉当作事实的证据。你如此强烈地"感觉到（相信）"了它，以至于你看不到相反的证据。	"我觉得自己是个真正的失败者，和几个月前相比，我现在一点也没有好转。"
贴标签	给自己或他人贴上"固定的"或"总体的"标签，而忽略那些不支持它的证据。	"我很无能。""我的同事们都对我漠不关心。"
心理滤除	过分关注一个负面的细节，而没有看到全局。	"我有一两门考试的成绩很糟糕（尽管其他考试的成绩还不错）；我不配获得我的学位。"
读心	认为自己知道别人在想什么，完全不考虑其他的可能性。	"他们认为只要我看上去没生病，我就没有生病。"
个人化	责备自己或为错不完全在自己的事情承担责任。	"我的医生一定很烦我，因为最近我和他预约看诊了好几次。"
视野狭隘	只看到一种情况的消极方面。	"我觉得还和三个月前一样累；我的病一直没有好转。"
预测未来（占卜）	对未来做出消极的假设。	"如果明天我去朋友家做客，我肯定会感觉更糟。"

第2步：寻找更有益、更现实的替代想法

在这个步骤中，你需要问自己一些问题来帮助自己找到更有益、更现实的想法去代替那些无益想法：

- 从另一个角度看问题；
- 寻找不支持无益想法的证据。

你可能会发现有些问题比其他问题更有用，更有意义。

选择一个无益想法，回答下面的 10 个问题，并把你的回答写下来。

- 在过去我是否有那么一段时间的经历表明这种想法并非一直都是正确的？
- 其他人在这种情况下会怎么想？
- 如果我最好的朋友或我爱的人面对类似的情况，我会对他/她说出我对自己说的话吗？会还是不会？如果不会，我可能会对他们说什么？
- 如果我最好的朋友或者和我很亲近的人知道我在想这些事情，他们会对我说什么？
- 支持这个想法的实际证据或事实是什么？
- 有没有什么细节或证据可以证明这种想法是错误的或不完全准确的？
- 有没有一些事情不完全是我的错，但我把责任全揽到自己身上？
- 我是不是自我批评得太多，对自己期望过高？
- 这样想的好处是什么？

* 这样想的坏处是什么？

写下你对上述问题的答案后，想一想这个无益想法的替代想法。这些替代想法应该比你在无益想法日记中"无益想法"那一栏里的内容更平衡、更有益。其中一两个替代想法可能与你对上述 10 个问题的回答相同。

第 3 步：撰写行动计划

发现思维上的错误并提出替代想法可能并不总能帮助你感觉更好，或令你相信自己的想法是扭曲的或不正确的。撰写行动计划是一种实用的策略，可以帮助你打破旧的思维习惯，强化新的习惯。在某些情况下，行动计划可以帮助你找到证据，以反驳你的无益想法。

制订什么样的行动计划取决于你的无益想法是什么。在制订行动计划时，参考下面这些想法，可能会对克服不同类型的无益想法有帮助。

如果进展不大，你可以：

* 无论你的进步多么微不足道，都把它写下来。
* 重新阅读本书的相关章节，看看你是不是还可以做些什么来进一步克服无益想法。
* 和你的伴侣、朋友、亲人谈谈，看看他们是否能帮助你。

如果症状加重，你可以：

- 重读本书的相关章节。

- 如果你的新症状持续了几天以上，而且症状比较严重，请把这个情况告诉你的医生。

如果没有达到你想要达到的目标或没有把事情做好（完美主义），等等，你可以：

- 如果你关注的是自己或自己所面对的情况的消极方面（例如，如果你觉得自己对某件事情进展不顺利负有全部责任），那就参照图9.2的示例绘制一个"责任饼图"。具体步骤如下：
  - 列出所有参与其中、可能对结果产生影响的人的名单。
  - 画一个圆，根据你认为每个人对结果/情况负有多少责任来分配责任百分比，最后剩下的部分就是你应负的责任。你很可能会发现，在最后的饼图中，你应该承担的责任比你原来所想的要少得多。
- 不论你做成的事情多么微不足道，都把它们列出来。
- 留出时间思考一下现在你对自己提出的要求是否太多了。
- 优先考虑对你来说重要的事情。你能减少自己的工作量吗？
- 你能把任务委派给别人或请别人帮忙吗？

示例：一个工作项目被推迟了，我觉得是我的错。
下面列出了项目的所有参与者以及他们各自应负的责任

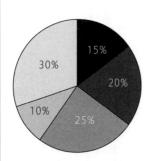

设备维护人员15%：没有及时把复印机修好

同事20%：没有按时完成项目的工作

上司25%：项目的完成时间定得不切实际

秘书10%：没有检查印刷错误，因此需要进行修正

我30%：我本可以更早地检查每个人的进度

总结：虽然项目出了问题，但我知道我不需要承担全部的责任

图9.2   责任饼图

如果没能完成普通的任务，你可以：

- 每天抽出几分钟，或者每周有两到三次抽出几分钟，去做你一直在拖延或觉得很难完成的事情。

- 在完成普通任务之后，计划着做一些你喜欢做的事情。

如果要做一些新的事情，你可以：

- 分配一些时间为新的爱好（例如绘画）购买材料。

- 每天分配一些时间为课程做准备，计划好如何前往上课地点，等等。

- 和未来的雇主、导师、课程负责人、志愿工作负责等人聊聊你担忧的事情。

- 写下其他可以帮助你实现新目标的实际步骤。

如果感到孤独，你可以：

- 联系一些老朋友。
- 探索结交新朋友的方法。

如果觉得从来没有属于自己的时间，你可以：

- 每天为自己留一些"有质量"的时间，哪怕只有几分钟。
- 向他人寻求帮助或把工作委派给他人，这样你就会有更多属于自己的时间。

如何完成你的新想法日记

　　你可以按照上面几页列出的步骤，开始记录新想法日记，以帮助你找到看待所处情况的新视角。

　　下面几页有两种新想法日记（A和B）的示例。

- 新想法日记（A）。第158—161页有一份"新想法日记（A）模板"，列出了所有可以帮助你找到一个更有益的、能替代你的无益想法的问题，你可以参照第156—158页的新想法日记（A）示例，把自己的回答在空白处写下来。

- 新想法日记（B）。新想法日记（B）更加简单，你可以通过回答第158—161页新想法日记（A）模板中你认为与自己最相关的问题来帮助自己形成一些替代想法。也可以参阅第161—162页关于新想法日记（B）的填写说明和第164—165页的新想法日记（B）示例，在第166页的"新想法日记（B）模板"上进行填写。

- 我们发现很多患者都会选择先使用新想法日记（A），再使用新想法日记（B）。

新想法日记（A）

新想法日记（A）示例

情况	产生这些想法的时候我在做什么？ 和简（Jane）讨论拜访家人的计划。
情绪	我的感觉如何（生气/担心/焦虑等）？并评估感觉的强烈程度（0—100%）。 焦虑：50%。
想法	对上述情况，我有什么想法？（以陈述的方式，而不是以提问的方式写出你的想法，因为这样更容易想出有益的替代想法，例如，要写"人们会笑话我的"而不是"人们会怎么想我"，要写"我永远不会好起来了"而不是"如果我的情况不会好转怎么办"。）并评估对想法的相信程度（0—100%）。 我在旅行时会感到不舒服：50%。 我在旅行时会感到不舒服，而且对此我束手无策：70%。

现在你已经把你的想法写下来了，看一遍，然后确定哪一个想法让你感觉最糟（即激起了最多的负面情绪）。重点关注这个想法，并根据这个想法回答下面的问题。

- 我犯了什么思维错误？（看看你列出的无益的思维模式／思维错误，并把其中的一些写下来。）
  - 过度泛化。
  - 忽略积极面。
  - 绝对化。

- 在过去我是否有那么一段时间的经历表明这种想法并非一直都是正确的？（如果有，把其中的一些经历写下来。）
  是的。有很多次我在旅行时并没有感到不舒服。

- 其他人在这种情况下会怎么想？
  他们可能会把事情看成一个连续的统一体，而我倾向于走极端，把它看成是非黑即白的。

- 如果我最好的朋友或我爱的人面对类似的情况，我会对他／她说出我对自己说的话吗？会还是不会？如果不会，我可能会对他们说什么？
  不会，我会去安慰他们，特别是当我考虑到出现这种想法似乎是不可避免的时。

- 如果我最好的朋友或者和我很亲近的人知道我在想这些事情，他们会对我说什么？
  他们会告诉我不要担心，而且他们可以和我一起想应对策略或者在我感觉不舒服或焦虑时实际可以做的事情。

- 有什么实际的证据或事实可以证实这个想法？
  一个也没有。我也不知道我为什么会有这种想法和感觉。

- 有没有什么细节或证据可以证明这种想法是错误的或不完全准确的？
  不健康的感觉可能最初是因为对不舒服感的焦虑而产生的。

- 是不是有些事情不完全是我的错，但我把责任全揽到自己身上？
  我不会因不完全是我的错的事情而责怪自己。

- 我是不是自我批评得太多，而且对自己期望过高？
  在这种情况下，我可能希望自己的感觉能更好一些。

续表

- **这种思考方式的优缺点是什么？**
  - 优点：感觉良好时不过分激动。
  - 缺点：对旅行的幻想破灭；增加了一些无根据的焦虑感。

- **替代想法**
  读一读你对上述问题的回答，根据你的答案写下一些更有益或更平衡的想法。
  我不一定会感到不舒服。
  我可以做一些事情来减少发生这种情况的可能。
  即使我感到不舒服了，也并不意味着我无法应对。

- **结果**
  你有多相信你最初的无益想法（0—100%）？
  20%。
  你现在的情绪/感觉是什么？它们有多强烈（0—100%）？
  焦虑：20%。

- **行动计划**
  对于最初的无益想法，我能做些什么来让自己感觉好一些呢？
  提醒自己曾经有过很多美好的旅行经历。
  接受我可能会感觉不舒服，但这不是必然的结果，也不是绝对的。
  我将如何以及何时实行这个计划？
  和简讨论，或者在我有旅行计划的时候自己想想。

新想法日记（A）模板

情况	产生这些想法的时候我在做什么？
情绪	我的感觉如何（生气/担心/焦虑等）？并评估感觉的强烈程度（0—100%）。
想法	对上述情况，我有什么想法？（以陈述的方式，而不是以提问的方式写出你的想法，因为这样更容易想出有益的替代想法，例如，要写"人们会笑话我的"而不是"人们会怎么想我"，

续表

想法	要写 "我永远不会好起来了" 而不是 "如果我的情况不会好转怎么办"。) **并评估对想法的相信程度 (0—100%)。**

现在你已经把你的想法写下来了，看一遍，然后确定哪一个想法让你感觉最糟（即激起了最多的负面情绪）。重点关注这个想法，并根据这个想法回答下面的问题。

- **我犯了什么思维错误？**（看看你列出的无益的思维模式/思维错误，并把其中的一些写下来。）

- 在过去我是否有那么一段时间的经历表明这种想法并非一直都是正确的?（如果有，把其中的一些经历写下来。）

- 其他人在这种情况下会怎么想?

- 如果我最好的朋友或我爱的人面对类似的情况，我会对他/她说出我对自己说的话吗？会还是不会？如果不会，我可能会对他们说什么?

- 如果我最好的朋友或者和我很亲近的人知道我在想这些事情，他们会对我说什么?

续表

- 有什么实际的证据或事实可以证实这个想法？

- 有没有什么细节或证据可以证明这种想法是错误的或不完全准确的？

- 是不是有些事情不完全是我的错，但我把责任全揽到自己身上？

- 我是不是自我批评得太多，而且对自己期望过高？

- 这种思考方式的优缺点是什么？
  - 优点：
  - 缺点：

- **替代想法**
  读一读你对上述问题的回答，根据你的答案写下一些更有益或更平衡的想法。

- **结果**
  你有多相信你最初的无益想法（0—100%）？

  你现在的情绪/感觉是什么？它们有多强烈（0—100%）？

续表

• **行动计划**

对于最初的无益想法，我能做些什么来让自己感觉好一些呢？

我将如何以及何时实行这个计划？

新想法日记（B）

请参阅以下关于如何填写新想法日记（B）的说明。

新想法日记（B）的前四栏和无益想法日记是一样的。

• 在"日期"一栏中，记录日期可以帮助你跟踪进展。

• 在"情况"一栏中，写下在强烈感觉出现或心情发生变化之前你正在做什么或想什么。

• 在"情绪"一栏中，写下你在产生无益想法时的情绪或感觉，并评估你的情绪的强烈程度（0—100%）。

• 在"无益想法"一栏中，写下你脑海中的真实想法，并评估你对每个想法的相信程度（0—100%）。

• 如果你觉得用百分比表示有点难，也可以用一些你能理解的词汇来描述。

• 在"支持或反对你的想法的证据"一栏中，首先写下你在无益想法中发现的思维错误，然后写下你认为与第151—152页的10个问题相关的答案。

- 先对你在"支持或反对你的想法的证据"一栏中写下的内容进行反思，然后在"替代想法"一栏中写下2—3个想法。这样做是为了找到一些更平衡、更有益的想法。然后评估你对每一个新想法的相信程度（0—100%）。

- 在"结果"一栏中，重新评估你对自己无益想法的相信程度和情绪强烈程度（0—100%）。这样做可以让你看到替代想法的作用。如果有了替代想法后，你的情绪强烈程度和对无益想法的相信程度变化很小或没有任何变化，那么你或许可以试着去寻找一些别的替代想法，或者稍后再进行思考。

- 在"行动计划"一栏中，写下你可以做些什么来帮助你应对最初的无益想法，改善你的处境，让自己感觉更好。然后，在活动计划中写下行动的时间，这可能会对你有所帮助。

在清理无益想法时要记住的要点

- 如果一开始觉得这个过程很难，不要放弃。就像接受任何新事物一样，它需要练习，你需要坚持一段时间才能从中受益。

- 当你真的感到心烦意乱、焦虑不安时，你很难用上述方法去清理那些无益想法。但是，我们建议你尽快写下你的无益想法，这样你就不会遗漏任何细节了。等你感觉稍微平静一些之后再来清理它们，因为这时候你的状态会更好。

- 替代想法可以帮助你改变对某个情况或问题的感觉，但它们不必总是那么积极！

- 建立起对替代想法的信念需要时间和练习。

- 你可能会发现同一种想法会反复出现。如果无益想法已经根深蒂固，这种情况就很有可能会发生。如果是这样的话，你可能会发现第3部分关于清理无益的假设和核心信念的内容会对你有所帮助。

- 经过一段时间之后，你可能有能力挑战你脑海中的无益想法了。然而，一开始就把这些想法写下来能帮助你更加客观地看待它们。

- 记住，思考方式没有对错之分。挑战你的无益想法是为了帮助你感觉更好。

新想法日记（B）示例

日期	情况	情绪	无益想法	支持或反对你的想法的证据	替代想法	结果	行动计划
	出现这些想法的时候，我正在做什么？	我的感觉如何？其强烈程度（0—100%）如何？	在我开始出现这种感觉之前，我脑子里在想些什么？评估我对每一个想法的相信程度（0—100%）。	把所犯的思维错误（见第149—150页）和对第151—152页的问题的回答写下来。	回答好问题之后，写出替代想法。估计我对每个替代想法的相信程度（0—100%）。	重新评估对无益想法的相信程度和情绪强烈程度（0—100%）。	我现在可以做些什么？
1月1日	看电视，想自己今天都做了些什么。	沮丧：80%。	这一天过得糟糕；我似乎什么都没做成：95%。	怎么都提不起劲。其他人可能会说，我能够起床、穿衣服，而且完成了几项工作。不，如果我最好的朋友面对类似的情况，我不会对他说这些话。我会对他说，在这种情况下他已经做得很好了。没有证据证明我今天做了什么。	虽然我没有完成今天的所有计划，但我已经完成了大约一半：90%。几周前，如果今天的感觉和今天一样，我可能会整天躺在床上：90%。	对无益想法的相信程度：40%。情绪强烈程度：40%。	表扬自己已经取得的进步，而不是关注自己没有做成的事情。明天重新开始。每天把完成的事情列1份清单。

续表

日期	情况 出现这些想法的时候，我正在做什么？	情绪 我的感觉如何？其强烈程度（0—100%）如何？	无益想法 在我开始出现这些想法、感觉之前，我脑子里在想些什么？评估我对每一个想法的相信程度（0—100%）。	支持或反对你的想法的证据 把所犯的思维错误（见第149—150页）和对第151—152页的问题的回答写下来。	替代想法 回答好问题之后，写出替代想法。评估我对每个替代想法的相信程度（0—100%）。	结果 重新评估对无益想法的相信程度和情绪强烈程度（0—100%）。	行动计划 我现在可以做些什么？
1月2日	感觉病了，醒来时腺体肿胀。	厌烦：100%。	这种情况会一直持续下去：100%。	灾难化 过度泛化 是的，我的感觉是如此。 如果换作别人可能会说，自己的腺体肿胀只是暂时性的。 我没有证据可以证明这种想法是正确的。 也许我忘记了，有时候我也会感觉很好。	事实上，我的情况比几个月前好多了，尽管今天我的腺体肿胀起来了：100%。 也许腺体肿大了，说明我最近努力过头了，需要稍微休息一下：80%。	对无益想法的相信程度：65%。 情绪强烈程度：60%。	尽可能地坚持实行我的计划。

新想法日记（B）模板

日期	情况	情绪	无益想法	支持或反对你的想法的证据	替代想法	结果	行动计划
	出现这些想法的时候，我正在做什么？	我的感觉如何？其强烈程度（0—100%）如何？	在我开始出现这种感觉之前，我脑子里在想些什么？评估我对每个想法的相信程度（0—100%）。	把所犯的思维错误（见第149—150页）和对第151—152页的问题的回答写下来。	回答好问题之后，写出替代想法。评估我对每个想法的相信程度（0—100%）。	重新评估对无益想法的相信程度和情绪强烈程度（0—100%）。	我现在可以做些什么？

第 3 部分：清理无益的条件假设和核心信念

为了帮助你克服无益想法，你有必要按照本章第 2 部分所述的方法对它们进行清理。但是，如果你发现很难想出更平衡的替代想法，或者关于某个情况你有好几个无益想法，或者不论你如何挑战它们，无益想法还是一次又一次地出现，那么你可能会发现第 3 部分的内容对你很有帮助。此外，第 3 部分可以帮助你更好地理解生活中某些领域反复出现问题的原因，并帮助你找到方法，继续前进。

重要的一点是，我们都会有一些可能没有意识到的核心信念和假设。它们有些是有益的，有些不是那么有益。这一部分只关注那些令人烦恼而无益的核心信念和假设！

我什么时候应该开始阅读这一节

我们建议，当你在挑战无益想法方面取得了一些进展时，就可以开始阅读这一部分了。

重要提示

然而，需要注意的是，这一部分的内容可能需要实践数周或数月才能产生积极的变化。这是因为你要处理的是更深层次的认知（假设和信念）层面的问题，而这通常是很难改变的。你可能会发现花 30 分钟左右的时间来通读这个部分会很有帮助。如果你想要实践这一部分的内容，请注意，你可能会发现有些练习有点挑战性。和你亲近的人谈谈你将要做的事情会对你有所帮助，如果有需要的话，他们可以给予你一些支持。

想法的层次

我们拥有不同层次的想法。为了实现本书的目的，我们需要分清这三个层次的想法。

自动想法

你已经在本章的前一部分处理了你的自动想法。自动想法是最容易辨别的想法，经过一些练习后很容易就能识别出来。这些想法通常是我们对自己说的话，可以帮助我们理解我们的经历。它们可能直接反映了我们的假设或核心信念（示例见下文），也可能是由这些假设或核心信念所引发的。例如，"我考试没考好"的想法可能是由"我不够好"的核心信念引发的，"我没有任何朋友"的想法可能来自"我不讨人喜欢"的核心信念。自动想法是最容易改变的，因为它们最接近表面。

条件假设

条件假设不像自动想法那么明显，而且我们常常意识不到。它们就像一条条规则，指引着我们的日常行为和期望。它们帮助我们"克服"并掩盖我们察觉到的缺点，例如，"把每件事做得完美"是为了防止我们被批评。它们通常带有命令的意味，比如包含"我必须"或"我应该"这样的字眼，或者可能采用"如果……就……"的句式。下面是一些条件假设的示例：

我做每件事都**应该**全力以赴。

我**应该**把别人的需要放在第一位。

我**必须**把每件事都做到完美。

如果我做错了什么，我**就**会感到尴尬，害怕被别人批评。

如果我在外面不健谈，人们**就**会认为我很无聊。

如果我寻求帮助，人们**就**会认为我是软弱或无能的。

如果我把别人放在第一位，他们**就**会喜欢我。

条件假设的形成会受到我们核心信念的影响。

核心信念

核心信念是最深层的想法，是我们对自己、他人或世界所做出的绝对化陈述。例如：

我是不讨人喜欢的。　　我是讨人喜欢的。

我是无能的。　　　　　我是不错的。

我是个失败者。　　　　我对自己很满意。

我很糟糕。	我很优秀。
别人都比我强。	我和别人一样优秀。
别人是靠不住的。	别人值得信赖。
我一文不值。	我很珍贵。
这个世界是一个可怕的地方。	这个世界是一个安全的地方。

条件假设和核心信念从何而来

我们的条件假设和核心信念来自我们成长过程中的经历，这些经历帮助我们试着理解自己、他人和这个世界。如果我们有过创伤性的经历，例如被欺凌、被虐待或被过度批评，那么我们可能会发展出消极或无益的核心信念和条件假设来帮助我们应对我们的处境。但需要注意的是，你的负面经历不会让你自动形成消极的核心信念。有些人在渡过难关的时候可能会形成诸如"我是一个幸存者""我是一个能应对困难的人""我很好"等信念。每个人都是不同的，在形成信念和假设的过程中，我们的个性也是一个影响因素。

在我们的一生中，核心信念可能会在某些情况下被激活，这可能会导致我们的思考、感觉和行为方式进一步加剧我们的无益想法和感觉。（请参阅下一页的图9.3，此图展示了其运作方式。）

我们从小学到的无益的核心信念很可能不是真的，但我

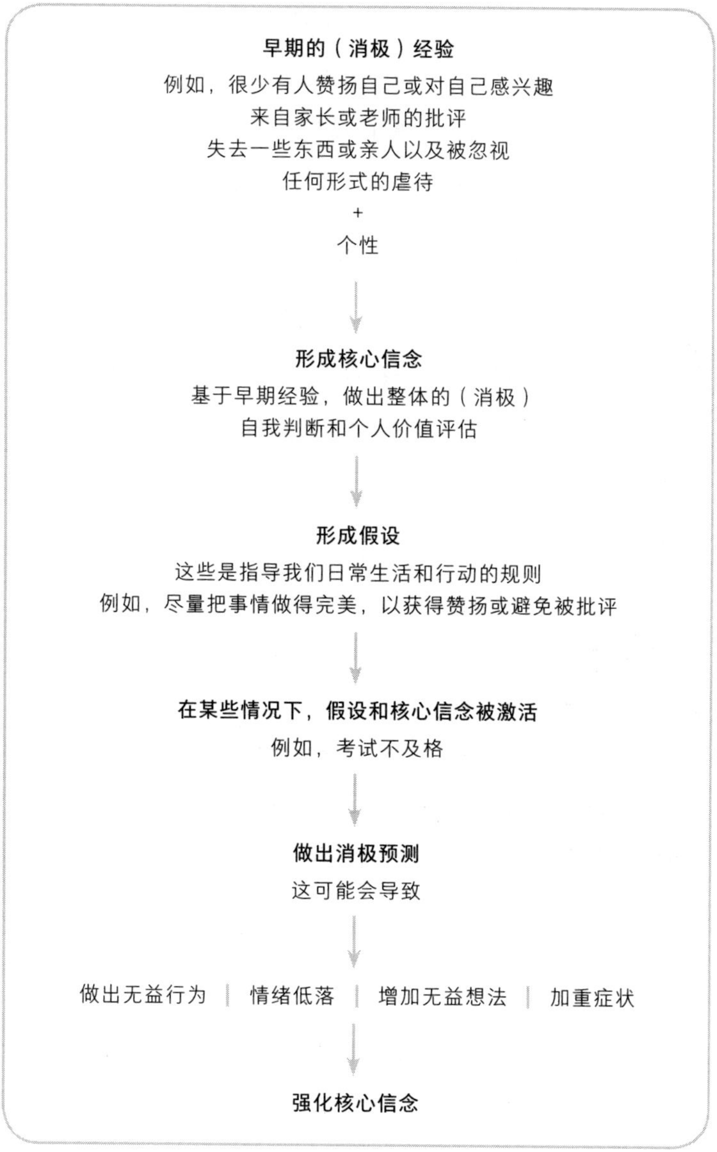

早期的（消极）经验

例如，很少有人赞扬自己或对自己感兴趣

来自家长或老师的批评

失去一些东西或亲人以及被忽视

任何形式的虐待

+

个性

↓

形成核心信念

基于早期经验，做出整体的（消极）

自我判断和个人价值评估

↓

形成假设

这些是指导我们日常生活和行动的规则

例如，尽量把事情做得完美，以获得赞扬或避免被批评

↓

在某些情况下，假设和核心信念被激活

例如，考试不及格

↓

做出消极预测

这可能会导致

↓

做出无益行为 ｜ 情绪低落 ｜ 增加无益想法 ｜ 加重症状

↓

强化核心信念

图9.3 （消极）核心信念的形成及其可能产生的后果

们会一直保留这些信念，直到我们能够更加灵活地思考问题。例如，如果一个小孩被狗抓伤或咬伤，他们可能会认为所有的狗都是危险的，从而对它们感到害怕。在他们长大之前，他们不太可能改变对狗的态度。当他们看到朋友和狗玩的时候，他们可能会认识到有些狗是友好的，而有些狗不是。

当我们长大一些后，我们不仅能学会更加灵活地践行规则和信念，我们也能学会根据具体情况调整我们的行为。例如，我们大多数人都知道，接近一只在摇尾巴的狗是安全的，但接近一只在吠叫的狗是危险的。

我们在童年形成的一些"消极"信念可能会伴随我们直到成年。原因可能有很多，包括：

- 经历过某种创伤。
- 反复面临会强化信念的境况。例如，一个在家里或学校里经常被批评的孩子可能会得出"自己很糟糕"的结论，并形成"糟糕""失败者""不够好"的核心信念。在以后的生活中，这种核心信念可能会得到强化：例如，考试成绩低于预期，求职失败，被朋友或同事批评。
- 持续的"负面"经历，比如看到一个"成功的"兄弟姐妹或朋友在学校里得到很多赞扬，会导致我们对他人形成无益的核心信念，例如"别人比我更有能力／

更好"。这种信念会强化我们对自己的消极看法，比如"我不够好"。其他负面经历，比如心理创伤、被欺凌或被拒绝，也会导致对他人产生无益的信念，比如"他人不值得信任"。

因为在小的时候，我们的核心信念帮助我们理解了这个世界，所以成年后我们很少会去评估它们是否能够最好地帮助我们理解成年后的经历。相反，我们往往会继续基于这些信念去行动、思考和感觉，仿佛它们都是真理。此外，尽管许多核心信念源于童年，但在任何年龄，如果我们经历了一些非常负面的事件，我们都可能会形成新的消极核心信念，例如目睹关心的人或自身经历创伤，生活在混乱、未知的环境中，或者因为某种原因一直感到不快乐。

拥有消极的核心信念会带来哪些影响

消极或无益的核心信念会对我们的思考、感觉和行为产生负面影响。当我们直接询问病人"我不够好"等信念会对他们产生哪些影响时，他们回答自己会"感觉受限制""紧张""小心翼翼地等待下一个错误""不愿意尝试新事物""自我感觉不好""不喜欢自己"等。产生这些负面影响是因为人们为了应对自己的信念制定了苛刻的规则和策略。

让我们以萨拉为例，了解消极的核心信念是如何影响我们的。

背景信息

萨拉一直觉得她妈妈对她期望很高，她爸爸总是喜欢批评她，尤其是经常说她说话的声音太小。萨拉转过几次学，老师、她自己和父母都让她感受到一种压力，她觉得自己必须要表现得很好。她很害羞，不敢开口寻求帮助，也无法交到朋友。

无益的核心信念

我不够好。

假设（指引你行为的规则）

"如果我表现得不好，就会让别人失望。"

"如果我迟到了，大家可能会生气。"

"如果有人对我大喊大叫或发脾气，我会很难过，会感觉很糟糕。"

"如果人们喜欢我的衣服，他们也会喜欢我。"

补偿策略（帮助你应对消极信念的行为）

避免尝试新事物；很努力地工作。

计划提前到达目的地。

尽量避免被人大喊大叫，例如更大声地说话。

试着取悦他人，例如买很棒的礼物。

穿特别的衣服以给人留下深刻印象。

自己的规则和行为可能会被激活的典型情况

当被邀请参加社交活动时。

在考试或会议截止日期之前。

离家与别人见面之前。

无益的自动想法和情绪

"如果我做得不好，就会让别人失望"（有压力）。

"如果人们喜欢我的衣服，他们就会喜欢我"（焦虑）。

"如果我迟到了，大家可能会生气"（焦虑）。

无益想法引起的行为

待在自己的房间里/避免经历一些事情。

一直学到精疲力尽。

用几个小时做准备。

提前计划行程，并在前一天晚上和当天检查行程。

萨拉苛刻的规则和补偿策略导致的后果是，她经常因为给自己施加了太多压力而感到紧张。这加剧了她的疲劳，使她难以完成学业，也难以进行社交活动。

尝试挑战假设和核心信念的意义何在

挑战你的消极核心信念和假设可能会带来很多益处，包括：

- 减少无益想法；
- 让你对消极核心信念的相信程度逐渐下降；
- 规则变得不那么苛刻，来自实现高自我要求、把事情做得完美的压力也随之减少；
- 压力、沮丧等感觉减少；
- 给自己施加的压力减少，这可能有助于减轻疲劳和其他症状。

随着你的核心信念的力量减弱，你将逐渐能够找出更有益的核心信念。你可能会为自己制定不那么苛刻的规则，这将有助于你采取新的、更符合你的有益的新核心信念的行为方式（策略）。例如，你可能会愿意接纳自己犯的小错误，为自己的成就感到高兴，更愿意冒险和尝试新事物。此外，你可能会发现自己更容易分清事情的轻重缓急、花时间放松和做令人愉快的事情。

在第198—199页，你可以看到萨拉在挑战自己无益的核心信念几个月之后形成的新的信念、规则和策略。

如何识别关于自己的假设和核心信念

下面几种方法可以识别核心信念，把它们通读一遍，看看你认为哪一种方法最有帮助。

从无益想法中找出主题

回顾一下你在想法日记中写下的一些"无益想法"。你有没有注意到一些共同的主题？如果有，你可能会发现一些线索。例如，如果你注意到你的很多无益想法都与批评自己有关，那么你的主题可能与自己不够好 / 失败 / 无能等有关。如果你的无益想法与感觉被别人忽略 / 拒绝有关，那么你的主题可能是不被人喜欢或不可爱。

如果你无法从你的无益想法中找到一个特定的主题，那么你可能会发现第二种方法更有帮助。这就是我们所说的"向下追问"技巧。

向下追问

- 首先，在你的无益想法日记或新想法日记中找到一个关于你自己的无益想法，一个与强烈情绪有关的想法。

- 写下你产生这种无益想法时的情境，以及想法本身是怎么样的。然后问问你自己："**这种想法说明了什么？**"
- 不断对你的这个无益想法问上面这个问题，直到你找到一个关于自己的核心信念。
- 你可能只需要问自己一两次这个问题就能识别一个核心信念，也可能需要问三四次。

以下是一个使用向下追问技巧识别自己的无益的核心信念的例子。

情境　工作时上司叫你去见他。

想法　他认为我的工作做得不够好；我一定会被解雇的。

问题　这种想法说明了什么？

回答　我不擅长我的工作。

问题　这种想法说明了什么？

回答　我什么都不擅长。

问题　这种想法说明了什么？

回答　我是无能的——核心信念。

第180页有一张空白的"识别关于自己的核心信念工作表"，这张表展示了使用向下追问技巧的步骤，你可以复印几份，进行填写。

识别并挑战自己的核心信念不仅能帮助你理解生活中反复出现的问题，可能也足以让你对事情的感觉变得更好。另外，识别和挑战关于他人的无益核心信念，也可以帮助你更好地看待事情。例如，你可能同时拥有"每个人都比我有能力"和"我很无能"的核心信念。如果你能够挑战前者，并形成一种新的信念，例如"其他人并非总是有能力的"，这可能会帮助你感觉自己不那么"无能"。

如何识别关于他人的核心信念

你可以用识别关于自己的核心信念的方法来识别关于他人的核心信念。先找出一个关于他人的无益想法，然后按照第182页空白的"识别关于他人的核心信念工作表"的步骤进行识别。以下是一个关于他人的无益的核心信念的例子。

情境	你参加了一个老校友聚会。他们都在谈论最近做的事情。
想法	他们的生活都比我的有趣得多。
问题	这种想法说明了什么？
回答	他们比我更有趣。

识别关于自己的核心信念工作表

情境：_____

_____

_____

无益想法：_____

_____

问题：这种想法说明了什么？

回答：_____

_____

问题：这种想法说明了什么？

回答：_____

_____

问题：这种想法说明了什么？

回答：_____

_____

核心信念：_____

_____

_____

问题	这种想法说明了什么？
回答	他们比我更好。

问题	这种想法说明了什么？
回答	其他人比我更好 —— 核心信念。

现在，你已经识别出了一个核心信念，你可能会发现试着理解这些信念从何而来以及它们对你产生了什么影响是很有帮助的。第183—184页的示例说明了一个人的核心信念可能是如何形成和持续存在的。第184页有一张空白的分析表，如果你愿意，可以把自己的情况填写上去。你也可以参考第174—175页所举的萨拉的无益的核心信念的例子。

回想你在成长过程中所经历的事情，可以帮助你理解你的核心信念及其起源。但是，回想这些背景信息有时会令人感到沮丧或苦恼，特别是如果你在生活中受过创伤或遇到过困难。如果是这种情况，我们建议你不要在这个部分花费太多时间。此外，你可能会发现与亲近的人谈论你正在做的事情会很有帮助，因为你可能可以从他们那里获得一些支持。

填写"无益的核心信念""假设"和"保持核心信念的策略"三栏的内容，可以帮助你厘清你的核心信念和假设；填写"可能会激活我的规则和信念的典型情境""在上述情境中可能会出现并强化核心信念的无益自动想法（和情绪）""这

识别关于他人的核心信念工作表

情境：_____

_____

_____

无益想法：_____

_____

问题：这种想法说明了什么？

回答：_____

_____

问题：这种想法说明了什么？

回答：_____

_____

问题：这种想法说明了什么？

回答：_____

_____

核心信念：_____

_____

_____

些想法引起的行为"三栏的内容，可以帮助你更好地理解你
的信念和假设是如何影响你的。

核心信念是如何形成和持续存在的分析表示例

背景信息 哪些经历推动了核心信念的形成和持续存在？	父母的批评。 和比我聪明的姐姐比较。 小学升初中考试不及格。 在小学和中学被欺负。
无益的核心信念 我最无益的核心信念是什么？	我是个失败者。
假设 指导我行为的规则（通常表述为"如果……就……"）	如果我做一件事做不好，那做它就没有意义。 无论付出什么代价，我都应该尽力而为。 如果我求助了，就表明我很软弱。 如果我的房子不整洁，人们就会认为我很懒。
保持核心信念的策略	避免尝试新事物。 给自己制定非常高的标准；花很多时间检查自己的工作等。 非常努力地工作；过度准备。 避免向他人求助。 花很多时间打扫房子、为别人来做客做准备。
可能会激活我的规则和信念的典型情境	a. 如果在工作中我被要求做一些没做过的事情，或者一位朋友建议我尝试一项新活动。 b. 为朋友们来家里玩做准备。 c. 评估我自己的一篇作品。 d. 与陌生人见面。
在上述情境中可能会出现并强化核心信念的无益自动想法（和情绪）	a. 我肯定我做不好这个（担心）。 b. 他们会认为我家真的很乱（焦虑）。 c. 我应该能够理解这一点。如果我说我遇到了困难，我的主管就会认为我真的很笨（沮丧）！ d. 我没什么有趣的东西可说（担心）。

续表

这些想法引起的行为	a. 尽量避免做这件事/找借口/拖延。 b. 花过多的时间打扫/整理。 c. 反复检查所做的工作，除非绝对需要，否则不向别人求助。 d. 保持安静。

核心信念是如何形成和持续存在的分析表

背景信息 哪些经历推动了核心信念的形成和持续存在？	
无益的核心信念 我最无益的核心信念是什么？	
假设 指导我行为的规则（通常表述为"如果……就……"）	
保持核心信念的策略	
可能会激活我的规则和信念的典型情境	
在上述情境中可能会出现并强化核心信念的无益自动想法（和情绪）	
这些想法引起的行为	

质疑核心信念

正如我们已经提过的，改变无益的核心信念比改变无益的想法需要花费更长的时间，因为我们需要更多的证据来证明这些根深蒂固的信念是错误的。

为了让你知道自己有多相信自己的核心信念，看看下面的例子。然后，在横线上写下你的核心信念，并在箭头上的相应位置画一个"×"，表明这个信念的坚定程度。

核心信念

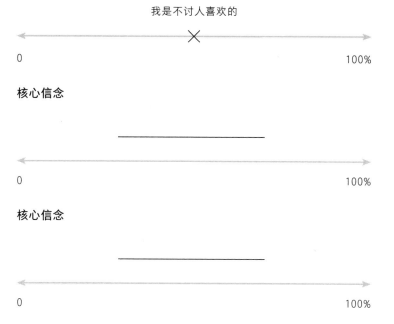

我是不讨人喜欢的

0   100%

核心信念

0   100%

核心信念

0   100%

　　一般来说，信念越强，你就需要付出越多的努力来挑战它。然而，只要坚持，你就可以做到。以萨拉为例，当她开始思考无益的核心信念时，她真的无法想象做了这些事情后自己的感觉会有什么不同，但几个月后，她开始感觉好多了。

　　记住，你已经学会了如何挑战自己的无益想法，所以你已经掌握了一些技巧，这些技巧可以帮助你质疑自己核心信念的正确性。

　　质疑核心信念的方法主要有两种：

- 寻找证据来挑战你的信念（请参阅第186—189页）。
- 对自己进行行为实验，检验你现有的想法、假设和核心信念的正确性（请参阅第190—193页）。

寻找证据来挑战核心信念

- 试着每天至少找到一两条证据来证明你的信念并非总是正确的。这些证据可以是任何东西，第188页的两个质疑核心信念记录的示例可能会带给你一些启发。
- 每天在你自己的"质疑核心信念记录表"上写下你的证据（第189页有一张空白的记录表）。
- 也许有那么几天，你会觉得很难找出任何证据来。这可能是因为你觉得自己做的事情不多，有些事情出了问题，或者你只是感觉很不好。在这些情况下，想想你的朋友或亲近的人会对你度过的这一天说些什么，或者你会对朋友说些什么，这可能会对你有帮助。

- 当你在大多数日子都能找到1条证据来反驳你的信念时，可以开始试着每天找2—3条证据。

- 当你找到了大约20—30条证据时，看看它们，并想想你最初的核心信念是否准确地描述了你的整个经历。

- 回头看看表明你的信念坚定程度的"×"所在的位置，然后看看这个"×"今天会在什么位置，这样你就能看出你的信念发生了多大的变化。如果你觉得你的无益信念的坚定程度没有改变或者只改变了一点点，不要放弃。继续每天寻找证据来挑战你的信念，几周后再评估看看。

- 当你觉得你的无益的核心信念不再能够准确地描述你的情况或感觉时（这可能是几周或几个月后），就翻到第194—197页，看看如何形成新的更有益的核心信念。

下面两个示例展示了，你可以写下哪些证据来挑战"我不够好""我不讨人喜欢"的核心信念。

质疑核心信念记录示例1

无益的核心信念： 我不够好。

表明我的核心信念并不总是正确的证据或经历：

1. 即使我不想起床，我还是起来了。

2. 我很享受今天早上和邻居的交谈。

3. 今天我爬了一段楼梯，这是几个月来我第一次爬楼梯。

4. 今天我穿了一条新裙子，得到了夸奖。

5. 我做了蛋白甜饼，有点难嚼，不过大家似乎很喜欢。

质疑核心信念记录示例2

无益的核心信念： 我不讨人喜欢。

表明我的核心信念并不总是正确的证据或经历：

1. 查利（Charlie）给了我一个大大的拥抱。

2. 一位老朋友给我发了一条信息。

3. 我的邻居打电话来问我今天感觉如何。

4. 一家当地商店的店员说很高兴再次看到我。

5. 我的姑姑经过我家附近时打电话问我，她能不能顺便来喝杯咖啡。

质疑核心信念记录表

无益的核心信念： _____

表明我的核心信念并不总是正确的证据或经历：

1. _____
2. _____
3. _____
4. _____
5. _____
6. _____
7. _____
8. _____
9. _____
10. _____
11. _____
12. _____
13. _____
14. _____
15. _____
16. _____
17. _____
18. _____
19. _____
20. _____

结论： _____

行为实验

你可以在日常情况下对自己进行行为实验，以检验你的想法、假设和信念的正确性。

这里有几种不同类型的实验，你可以选择你认为最有帮助的进行尝试。

- **调查** —— 可以用来收集信息。举例来说，如果你正在挑战"我不够好"的信念，而且你的策略之一是花大量的时间在某项活动上，比如打扫、写电子邮件或论文，好让自己做得"完美"，那么你可以问一些朋友他们会在这些活动上花多长时间。然后，你可以根据调查结果得出自己的结论，并开始计划另一个实验。比如，如果他们在某项活动上花的时间比你少很多，那么你可以计划做一次体验式练习来测试你减少花在某项活动上的时间后的想法。

- **体验式练习** —— 可以用来测试某些想法、假设和信念。例如，如果你的核心信念是"我不讨人喜欢"，那么你可以联系朋友，提议一起外出或邀请他们喝咖啡。你可以对你认为可能发生的事情做出预测，然后从你的实验结果中得出自己的结论。如果你的核心信念是"我永远都不够好"，这让你对做的每件事都百分百投入，那就试着少投入一点，看看会发生什么。例如，如果你每天平均花1小时打扫厨房，那就试着只花3刻钟打扫厨房。同样，你可以预测会发生什么，然后看看到底发生了什么。有人注意到吗？少打扫1刻钟，厨房看起来真的有那么不同吗？你有更多的时间来放松吗？

* 你也可以用你的假设/规则来设计实验。举例来说，如果你的规则是"如果我寻求帮助，人们就会认为我无能"，那么你可以设计一个实验，比如在做饭/打扫/工作时寻求帮助。你可以对你认为会发生的事情做出预测，然后在完成实验后得出自己的结论。

* 你可以对一些你经常做的事情进行实验。例如，每天发起一次谈话，看看别人的反应（以此来挑战你不讨人喜欢的想法）；或者对一些你不常做的事情进行实验，例如减少参加研讨会的准备工作（以此来挑战你不够好的想法）。

* 行为实验不仅可以有效地挑战无益的想法、信念和假设，也可以帮助你强化更有益的想法、信念和假设。

请参阅第192页萨拉的行为实验的示例，并使用第193页的空白"行为实验记录表"对自己的行为实验进行记录。

行为实验记录表示例

日期	需要检验的想法/信念 写下你想要检验的想法/信念	实验 写下实际实验的细节	预测 你认为会发生什么？	实验结果 实际上发生了什么？	我从这项实验中了解到了什么？
4月7日	人们会认为我画的画是垃圾。	每周画一幅画，不论画得有多糟糕，都给我妈妈看。	她会失望的。	我的画给她留下了了深刻的印象，她说很期待着我的下一幅画。	画的时候要放开一些，不用画得那么精准，不用一直想着要画得完美。这只是一幅素描！
4月12日				妈妈帮我买破了瓶颈。她称赞了我，告诉我一切都很好。	练习画得更好。不要害怕向别人展示未完成的画作。向他人寻求帮助。

行为实验记录表

日期	需要检验的想法/信念 写下你想要检验的想法/信念	实验 写下实际实验的细节	预测 你认为会发生什么？	实验结果 实际上发生了什么？	我从这项实验中了解到了什么？

形成新的信念

当你觉得你的无益的核心信念不再真正反映你对自己或他人的感觉时，是时候去寻找新的信念了。正如我们提到的，可能需要实践几周或几个月之后才能达到这个阶段。形成新的核心信念具有一定的挑战性，特别是当你已经被旧的无益的核心信念困住一段时间的时候。

新的核心信念可能与旧的无益的核心信念相反。例如：

旧信念：我不讨人喜欢。

新信念：我是讨人喜欢的。

旧信念：我是无能的。

新信念：我是有能力的。

这并不意味着你必须在任何时候都要讨任何人喜欢／比任何人有能力。

你也可以想出一个更委婉的说法来代替无益的信念，例如：

旧信念：我不够好／是一个失败者／是无能的。

新信念：我对自己很满意／我是有能力的／我很好。

另外，一个新的核心信念可能会把绝对信念转变成相对信念。例如：

旧信念：每个人都比我优秀。

新信念：不是每个人都比我优秀；我在某些方面比有些人优秀。

构建替代假设 / 规则和策略

- 当你形成了新信念后，需要用一些新的假设 / 规则来支持你的新信念。这些规则应该更有帮助、更灵活、更现实。
- 然后，思考支持你的新信念的策略。

请看下面萨拉的这个例子。

新的核心信念

我对自己很满意。

支持新信念的规则 / 假设

如果我失败了，并不意味着世界末日。

如果某个人不喜欢我，并不意味着我是一个坏人。

如果我尝试了某样新事物 / 一种古老的技艺，我不需要立刻擅长它。

有时候感觉焦虑也没事。

我为自己感到自豪。

支持新信念的策略

接受我已经尽力了。

请人们帮忙/借过一下（在公交车上），在公共场所吃东西。

做一些我享受其中的事情，即使我还不怎么擅长。

承认我在焦虑。

和更多的人说话。

你可以看到萨拉的规则和策略变得灵活和现实了许多。如前所述，她认为坚持她的新信念有如下益处：

- 感到更快乐了。
- 更冷静了。
- 没那么紧张和焦虑了。
- 更有可能做更多事情，也有了更多想做的事情。
- 更自信了。

下一页有一张空白的"新核心信念形成表"，你可以复印几份，进行填写。

新核心信念形成表

_____

_____

_____

支持新信念的规则/假设：_____

_____

_____

_____

_____

_____

支持新信念的策略：_____

_____

_____

_____

_____

_____

_____

坚持这条新信念的益处：_____

_____

_____

_____

_____

_____

_____

_____

我要如何巩固我新的核心信念

- 寻找支持你的新信念的证据。
- 进行行为实验，评估你的新假设。

寻找支持你的新信念的证据

正如你记录的证据表明，你旧的无益的核心信念并非一直都是正确的，找到证据来支持和巩固你新的核心信念也很重要。你可以通过填写第200页的"新核心信念记录表"来寻找证据。

- 首先，在相应的横线上写下你新的核心信念。
- 然后，在接下来的几周里，试着记录下每天发生的支持你的新信念的小事件和小经历。你写下的内容会和你在第196页写下的质疑核心信念记录非常相似。
- 你也可以把过去支持你新信念的积极经历记录下来。

以下是萨拉新的核心信念记录的示例：

新的核心信念
我对自己很满意。

支持新信念的证据或经验
尽管我不想写论文，但我还是写了一会儿。

旅行的时候我走了一条从未走过的路线。

我的运动量比（几个月）之前更多了。

我为男朋友做了一顿美餐。

我给自己安排了时间休息和见朋友。

行为实验

进行行为实验可以帮助你检验你的新假设，这反过来又可以帮助你巩固你的新信念，建立起你对支持新信念的策略的信心。你可以通过填写第193页的表格来记录你的实验。

改变核心信念时需要记住的要点

- 消除你的无益的核心信念通常需要很长时间，因为这些信念可能经过了很长时间的发展和强化。如果这需要大量的时间和耐心，不要感到惊讶。

- 按照你自己的节奏进行，不要着急。

- 发展和巩固你新的核心信念也需要时间，因为一开始你可能很难找到支持它的经验。

新核心信念记录表

新的核心信念: _____

支持新的核心信念的证据或经验:

1. _____
2. _____
3. _____
4. _____
5. _____
6. _____
7. _____
8. _____
9. _____
10. _____
11. _____
12. _____
13. _____
14. _____
15. _____
16. _____
17. _____
18. _____
19. _____
20. _____

- 在你的生活中，有些时候你会感到更加痛苦。在这些时候，你可能会冒出更多的无益想法，你的无益的核心信念可能会重新出现。这时，回顾你在这一章做的所有事情，需要的话，重新开始进行相关的记录以帮助你挑战自己无益的思维模式并巩固你的新信念。

如果你感觉这一切很艰难，不要绝望：从长远来看，现在所做的一切都是值得的！

10　克服与慢性疲劳有关的担忧、压力与焦虑

　　本章旨在帮助你克服在康复过程中不时出现的担忧、压力与焦虑。

　　我们已经讨论过，与慢性疲劳综合征或其他长期疾病有关的疲劳有时会带给你很大的压力，因为你不仅要努力应对你的疾病，还可能要应对其他挑战，比如经济困难或家庭问题。尝试克服疲劳和本书中描述的其他症状可能具有挑战性，有时甚至会让你压力很大，因为你不仅要改变你的日常生活习惯，还要写日记，有时可能会面临症状暂时加重的情况。

　　此外，你可能会试着恢复一些以前的活动，并考虑做一些以前没做过的事情（比如做兼职、学一门课程）或与一些老朋友重新取得联系。

　　尽管你可能会很喜欢现在的状态，但你可能也会不由自主地有点担心或害怕这些可能发生的变化。

　　你还记得我们之前在书中提过的艾莉森吗？她在头几个月里取得了很大的进步。她几乎实现了"每天散步2次、每次20分钟"的目标，又重新开始做饭、做更多的家务，并逐渐减少了一些休息时间。由于白天做了更多的事，并且养成了良好的睡前习惯，她的睡眠质量已经有所改善。

　　然而，在治疗进行到一半的时候，她觉得自己进入了停滞期。经过进一步的探索，她发现自己一直在追求"令自己感到舒服"的目标，下一步她打算学一门课程，但这让她产生了种种担忧。治疗师花了很长时间讨论她的担忧，并让她放心，因为为做一些她很久没有做过的事情而感到焦虑是完全正常的。原来，艾莉森和陌生人在一起时总是会感到有点焦虑，和陌生人在一起会让她想起自己小时候因为害羞很难融入其他孩子的经历。治疗师讨论了各种可以帮助她克服这个"障碍"的方法。首先，他们从想法、行为和身体感觉（症状）方面讨论了焦虑的影响。似乎学一门课程这个目标比她原来以为的更难实现。于是，她同意让治疗师采取一些措施帮助她在那一年晚些时候再开始课程学习。暴露疗法被认为可以有效地减少焦虑。他们一起制作了一份清单，上面按照从易到难的顺序列出了为了学一门课程她必须能够做到的事情。治疗师鼓励她把其中的几件事情加入她接下来几周的活动计划中。例如，每周给两个朋友打电话，为两个要装修的房间整理报价。当她完成了这些事情后，治疗师鼓励她继续实现清单上的目标。她通过制订有益的替代方案来消除自己无益的"焦虑"想法。在接下来的几周里，她开始对自己与人相处的能力更有信心了。

当人们试着恢复一些以前的活动或考虑做一些以前没做过的事情时，经常会问自己这些问题：

"我能做这份工作吗？"

"如果我再也不能做饭了怎么办？"

"我在大学里会认识一些新朋友，我已经很久没交过新朋友了，我要怎么做呢？"

"我要怎么坐火车呢？我已经很久没有单独旅行过了。"

"我要怎么和老朋友们相处呢？我好长时间没见过他们了。"

问自己这些问题是完全正常的，因为当我们一段时间没有做某件事或没有定期练习做某件事时，我们往往会对自己这方面的能力失去信心，而且通常当我们尝试新事物时，我们会感到担忧，这都是很自然的。

　　这些担忧有时会引发焦虑感。我们已经在第1章的"慢性疲劳综合征的自主唤醒"部分讨论了焦虑的一些影响。图10.1和图10.2进一步说明了焦虑会如何影响我们。

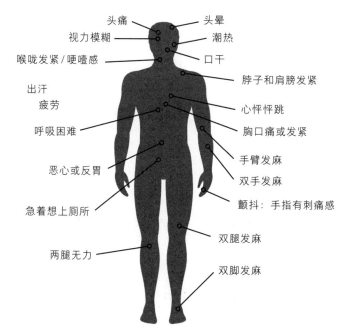

头痛
视力模糊
喉咙发紧／哽噎感
出汗
疲劳
呼吸困难
恶心或反胃
急着想上厕所
两腿无力

头晕
潮热
口干
脖子和肩膀发紧
心怦怦跳
胸口痛或发紧
手臂发麻
双手发麻
颤抖：手指有刺痛感
双腿发麻
双脚发麻

图10.1　极度担忧和焦虑的常见身体症状

　　当你极度担忧或焦虑时，可能会出现上述某些症状。有些症状可能只持续很短的时间（如心怦怦跳或呼吸困难），有些症状可能会在你不再感到焦虑后依然存在（如头痛、脖子和肩膀发紧）。

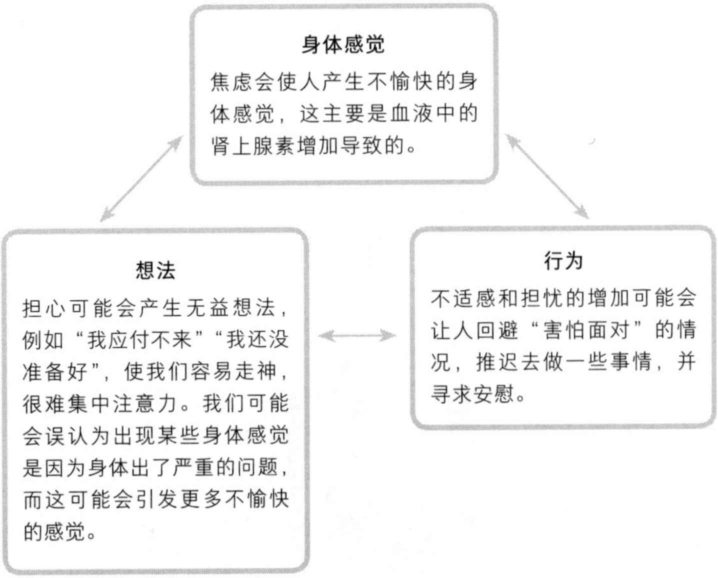

身体感觉

焦虑会使人产生不愉快的身体感觉，这主要是血液中的肾上腺素增加导致的。

想法

担心可能会产生无益想法，例如"我应付不来""我还没准备好"，使我们容易走神，很难集中注意力。我们可能会误认为出现某些身体感觉是因为身体出了严重的问题，而这可能会引发更多不愉快的感觉。

行为

不适感和担忧的增加可能会让人回避"害怕面对"的情况，推迟去做一些事情，并寻求安慰。

图10.2　焦虑如何影响我们的身体感觉、想法和行为

与慢性疲劳有关的常见担忧

下面列出了慢性疲劳综合征患者的常见担忧。

恢复以前的活动／承担以前的责任

- 回到工作岗位。
- 走出家门。
- 管理家庭。
- 开车。

- 和老朋友联系。

- 做饭。

- 购物。

- 拜访朋友。

- 远距离旅行。

开始一项新活动

- 开始一份新工作。

- 在大学里学一门课程。

- 去健身房锻炼。

- 交新朋友。

处理症状／身体感觉

- 如何解释／理解症状的含义。

- 如何应对症状／身体感觉。

- 如何保持"适当的"活动水平。

- 如何应对"糟糕的"一天。

福利／失能津贴

- 失去福利导致财务问题。

- 进行申诉。

很难做决定

- 是否要回到工作岗位/做兼职或找一份新工作。

- 出去过周末是否会适得其反。

- 如何安排婚礼/剧院旅行等大事。

不知道该对未来的雇主说些什么

- 是否要告诉未来的雇主自己有慢性疲劳的问题。

- 是否要向雇主寻求帮助/支持。

- 是否要跟未来雇主讨论改变/减少工作时间。

感觉需要对疾病及其对他人的影响负责或为此感到自责

- 生活发生了很大的变化，例如伴侣在工作的同时还要
  做所有的家务。

- 你不能像以前那样和伴侣一起做很多事情。

- 家庭收入减少，导致经济困难。

- 孩子们受到的关注不像以前那么多。

- 同事们不得不承担你的一些工作。

如何解决你的担忧

在前一章中，我们讨论了如何挑战无益的想法和信念，这
可能会帮助你解决一些担忧。在这一节中，我们将提出另外

两种不同的方法来帮助你解决你的担忧，这两种方法都经过了试验和测试。

方法A：解决问题

方法B：面对会让你感到焦虑的情况

我们建议，在你开始运用这两种方法之前，先花点时间通读这一章，这有助于你确定哪一种方法（或者两种方法都）对你有用。

第1步：在下面的横线上写下让你焦虑的情况或活动

1. _____

2. _____

3. _____

4. _____

5. _____

6. _____

7. _____

第2步：看一下你的清单，决定你想先处理哪一种情况

先处理那些最不让你担心的事情，然后在获得信心后再处理更困难的情况，这可能会很有帮助。

第3步：遇到困难时，判断A和B哪种方法更能帮助你

（你可能决定使用不同的方法解决不同的担忧。）

方法A——解决问题：这个过程可以帮助你解决实际的担忧。

方法B——面对会让你感到焦虑的情况：这个过程可以帮助你逐渐面对让你感到焦虑的情况。

第4步：在你写下一步活动计划时，留出时间来解决你的困难。

方法A：解决问题

定义问题

你的问题是什么？试着尽可能清晰客观地定义它，并把它写下来，这样你就可以很容易地按照下面列出的步骤来解决它。下面的解决问题的方法可能需要练习一些时间，但通常是有帮助的。如果你觉得难以确切地描述一个问题，你可能会发现与朋友或伴侣聊聊会很有帮助。其他人会更客观，也许可以帮助你更清楚地发现问题。

提出备选解决方案

至少想出三种解决方案。这一点很重要，因为你想到的第一个解决方案可能不是最好的。

如果你很难想出其他的解决方案：

- 试着从别人的角度看待这个问题，问问自己："如果他／她是我，他／她会怎么做？"
- 采纳你觉得已经很好地处理过类似问题的人或者你觉得擅长解决问题的人的建议。
- 试着想想过去你是如何解决类似的问题的。
- 想想如果你的朋友遇到了同样的问题，你可能会给他／她怎样的建议。

评估你的备选解决方案

当你想出了尽可能多的解决方案后，下一步就是评估每一个方案的可能结果。写下你认为每个备选方案会带来什么积极和消极的结果。

做决定

你已经考虑了每个解决方案的可能结果，现在该决定最好的解决方案是哪一个了。你可能会发现可以帮助你解决问题的方法不止一个。

制订计划并实施解决方案

要解决的问题类型不同，这个阶段也会各不相同。有些问题的解决可能不需要制订计划，因为你只需要对某人说些什么就可以了；对于另一些问题而言，你可能需要针对不同的阶段制订详细的行动计划。

评估你的计划

当你解决了你的问题之后，问自己以下几个问题：

- 我是否按照计划解决了这个问题？
- 结果是我所期望的吗？
- 我对结果满意吗？
- 如果下次再遇到这个问题，我还会使用同样的策略吗？如果不会，我会采取什么不同的做法？

当你用了几次解决问题的技巧后，未来再面对问题时，你就可以在脑海中直接解决它，不需要写任何东西。

请看下面的两个解决问题的示例，后面还有一张空白的表格，你可以复印几份，进行填写。

用行动解决问题示例1

定义问题
难以应对不体谅的房客。

备选解决方案 （至少想出三个）	评估备选解决方案 （每种备选解决方案的可能结果是什么？）
1. 忍受一下吧。	1. 我需要房租这笔收入。但不采取行动，情况不会有所改善。
2. 让他离开，找个新住处。	2. 下一个房客可能也不会更好。可能暂时找不到新房客，收入会出现问题。
3. 和他讨论一下这个问题。	3. 这将激化问题或者解决问题。

确定最佳解决方案
3. 和他讨论一下这个问题。

制订详细的计划
- ○ 等他下班回家后，告诉他我想在他方便的时候和他谈谈。
- ○ 和他讨论一下我在和他相处的过程中遇到的问题。
- ○ 与他达成一致，六周后再看看情况如何。

评估计划
- ○ 这个方案很管用。我们达成一致，六周后再交谈一次。
- ○
- ○
- ○

用行动解决问题示例2

定义问题
担心我要如何应对大学里的情况，我能否跟上功课。

备选解决方案 （至少想出三个）	评估备选解决方案 （每种备选解决方案的可能结果是什么？）
1. 和导师谈谈我的问题。	1. 有助于我的导师理解我遇到的困难，并在我无法按时提交课程作业时给予我同情。但这样可能会让我觉得自己和别人不一样。我想要那样吗？
2. 把课程推迟几个月。	2. 虽然那时我可能会感觉好一点，但我的情况可能并没有变得很好，未来的某个时候我仍然需要面对这个问题。
3. 制订一个平衡的计划，规划好学习时间以及活动与放松时间。	3. 这样可以保证我稳定地学习，同时也有时间做其他的活动和放松。一开始就做好我会感到更累的准备。

确定最佳解决方案
3. 制订一个平衡的计划，规划好学习时间以及活动与放松时间。

制订详细的计划
- 了解一下在大学里，我每周/每学期需要做多少课程作业。
- 检查一下我目前的活动计划，安排固定的学习时间。试着短时间、多频次地学习，而不是偶尔学习很长时间。
- 确保我的计划中既有活动时间也有休息时间。

评估计划
- 现在还不清楚我的解决方案是否是最好的，因为当我开始上课（和从事任何新的活动）时，一开始我可能会感觉更累。几周后回顾一下情况，如果有必要的话，修改我的活动计划。
- 如果一个月后，我感觉很难兼顾，那么和我的导师讨论我遇到的困难可能会有所帮助。

用行动解决问题

定义问题	
备选解决方案 （至少想出三个） 1. 2. 3.	**评估备选解决方案** （每种备选解决方案的可能结果是什么？） 1. 2. 3.
确定最佳解决方案	
制订详细的计划 　　○ 　　○ 　　○	
评估计划 　　○ 　　○ 　　○ 　　○	

方法 B：面对会让你感到焦虑的情况

如果你患有慢性疲劳综合征或其他导致疲劳的健康问题已经很久了，很可能你会停止做一些活动或不再练习做某些事情。它们可能是一些小事情，比如付账单或打电话；也可能是一些更大的事情，比如开车、做工作报告或邀请别人来家里吃饭。如果你停止或者不经常做某些事情，会很容易失去自信，而且这种情况会很快发生。

我们都曾有过刚开始做某件事时感到焦虑的经历，例如，认识新朋友，上小学、大学或工作的第一天，结婚，参加面试，等等。然而，在这些情况下，我们通常会焦虑几分钟后就开始感觉更好，并且能够专注于手头的事情，这是因为随着时间的推移，焦虑会自然而然地减少。"暴露疗法"就利用了这一现象，对克服焦虑非常有效。这种方法让你反复面对会令你感到焦虑的情况，并一直处于这种情况下，直到焦虑消退。

下面的指南旨在帮助你在特定情况下克服焦虑。

列出所有让你焦虑的情况

- 看一看你在第209页写下的各种会令你感到焦虑的情况。
- 按照从最简单到最困难的顺序来写，然后从让你焦虑程度最轻的那个开始。

定期和尽可能频繁地计划具体的暴露任务

- 在你的活动计划中给自己安排暴露任务。哪些情况会让你感到焦虑，你就为哪些情况安排暴露任务。

- 例如，如果你对自己的社交能力失去了信心，与大多数朋友失去了联系，你可能会决定开始面对这个挑战，每周给朋友打3次电话。当你觉得自己在完成这个暴露任务时不怎么感到焦虑了，那么你就可以开始下一个步骤了，可能是每周邀请一个朋友到家里来玩或和朋友见1小时左右面。

- 另外，你可能已经停止了很多在家里要做的事情，这些事情现在都被你的伴侣接管了。当你感觉足够好时，你可以决定逐步开始参与其中的一些事情，例如：开始是和伴侣一起做饭，然后独力为家人做饭，再然后邀请朋友来家里并独力为他们做一顿饭。你可以逐步开始购物、打电话、付账单，等等。

对焦虑感做好准备

当你面对一些你有一段时间没有遇到过的情况时，你可能会焦虑一阵子。正如我们之前提到的，这是完全正常的。记住，这些感觉只不过是身体在面对压力时的正常反应。

如何在会引起焦虑的情况下管理你的焦虑

让自己持续处于一个"令人焦虑"的情境，直到你感觉好起来，这很好，但是我们认为如果为你提供一些建议，告诉你要如何做到这一点可能会更有帮助！

- 让自己留在这个情境中，直到你的焦虑消退。
- 焦虑虽然让人不舒服，但并没有害处。给焦虑一些时间，等待它慢慢消散，不要与之斗争或逃避它。
- 用平静的语气对自己说话。提醒自己"你能做到"。
- 告诉自己，你所体验到的任何身体感觉都只不过是面对压力时的正常反应。
- 如果你注意到自己焦虑时呼吸发生了变化，那么做一做下面介绍的呼吸练习可能会有帮助。

横膈膜呼吸练习

当人们感到害怕或非常焦虑时，他们的呼吸通常会更浅、更快，并且会使用他们的上肺呼吸。这种呼吸方式被称为"换气过度"，可能会导致头晕、呼吸急促、恶心、手脚刺痛或麻木等不舒服的感觉。

　　下面介绍的"深呼吸"练习可以帮助你平静下来，并减少一些不愉快的身体感觉。你可以每天练习5—10分钟，这样当你进入一个令你感到非常焦虑的情境时，你就可以自如地运用这一技巧。

　　用肺的下部做横膈膜呼吸是缓解身体压力的最好方法之一。这是因为当你深呼吸时，它会向你的大脑发送一个信号，让你冷静下来并放松。然后大脑会把这个信息传递给你的身体。横膈膜是最有效的呼吸肌肉。它是位于肺底部的一块巨大的圆顶状肌肉。你的腹肌会帮助移动横膈膜，给你更多的力量排空你的肺。

- 舒服地坐着，膝盖弯曲，让肩膀、头和脖子放松下来。
- 将一只手放在胸口，另一只手放在胸腔下面。这将让你在呼吸时感觉到你的横膈膜的移动。
- 通过鼻子慢慢吸气，使你的胃紧靠你放在胸腔下面的手。放在胸口的手应该尽量保持不动。
- 收紧你的腹肌，当你通过抿紧的嘴唇呼气时，让腹肌向内收缩。放在你胸口的手必须尽可能保持不动。

　　可能需要练习一段时间你才能正确掌握这种呼吸方法。一定要坚持下去，因为随着不断的练习，横膈膜呼吸将对你来说变得非常简单和熟练。当你可以在坐着的时候使用这种呼吸方法后，你就可以在任何地方使用它，无论是在火车上、排队时还是教室里。

记录你的暴露任务

这将使你能够在面对有挑战性的情况时跟踪自己的进展。随着时间的推移，你很有可能会发现自己的焦虑水平在下降，并能够继续完成清单上更困难的事情。虽然暴露记录要求你评估你在进行每次暴露任务之前、期间和之后的焦虑程度，但这样做可能是不切实际的。比较切实可行的方法是，先在笔记本或手机上记下你的分数，然后在方便的时候把它们记录到表格里。

第221—222页给出了一个在社交场合中感到焦虑的人的完整的"暴露任务记录表"示例，还有一张空白的记录表，你可以复印几份，进行填写。

在处理与疲劳有关的忧虑、压力和焦虑时需要牢记的要点

- 你可能需要多次练习这些技巧才能从中获益。
- 要克服某个担忧或问题，你可能需要用到不止一种技巧。例如，如果你不确定是否要学一门课程，你可能需要尝试用"解决问题"的技巧来做决定。当你做了决定后，你可能需要完成一些"暴露任务"来帮助你

暴露任务记录表示例

请记录下你的活动，并使用下面的量表为你在每次暴露任务之前、期间和之后的焦虑程度打分。

0	1	2	3	4	5	6	7	8
不焦虑		轻微焦虑		中度焦虑		显著焦虑		重度焦虑

日期	开始/结束时间	任务	之前	期间	之后	感受
6月15日	9:30 – 10:30	请一个好朋友来喝杯咖啡。	5	3	0	在暴和的焦虑之后，一切顺利。
6月18日	10:30 – 11:00	请两个好朋友来喝杯咖啡。	4	2	0	一开始就没那么担心。享受这段时光。
6月23日	19:00 – 20:00	晚上和两个朋友一起喝一杯。	6	3	1	感到慌乱，找不到停车位，而且忘记了。过了一会儿就感觉好了。新需要准备一张街道地图！
7月1日	12:00 – 14:00	跟好朋友和两个不熟的朋友共进午餐。	3	2	0	一开始我有点紧张，但不太熟悉的那两个女孩人都很好，所以过程很顺利。
7月7日	13:30 – 15:00	去朋友家烧烤，结识新朋友。	2	1	0	进展顺利。认识了一些不错的新朋友。现在我对上大学更有信心了。

暴露任务记录表

请记录下你的活动，并使用下面的量表为你在每次暴露任务之前、期间和之后的焦虑程度打分。

```
0    1    2    3    4    5    6    7    8
●─────────────────────────────────────●
不焦虑   轻微焦虑   中度焦虑   显著焦虑   重度焦虑
```

日期	开始/结束时间	任务	之前	期间	之后	感受

克服某些担忧，比如认识新朋友、独自旅行，等等。

- 你也可以用第 9 章介绍的行为实验来检验你的担忧或恐惧。

- 正如我们在第 9 章所讨论的，请记住，要挑战康复过程中可能出现的任何无益想法。

- 一定要安排一个特定的时间来解决你的担忧，并把它们写在你的活动计划或目标完成记录表中。

11 克服康复中的障碍

有时你可能会觉得，尽管你用尽了一切方法来让自己的状态变得更好，但还是难以取得进展。你可能认真遵照了计划去做，但发现自己前进了两步，又倒退了一步。这可能会令人非常沮丧，有时会让你三天打鱼，两天晒网，而不是像书中建议的那样，遵循稳定的活动和休息模式。

你可能遇到了一个或多个障碍，但你可能完全没有意识到这一点，或者你心里可能隐约感觉到了。如果你能面对和处理这些问题，你很有可能会发现自己更容易取得进展。

这一章介绍了一些常见的障碍，并就如何清除这些障碍提出了一些建议，此外本章还将提示你本书的哪些部分可能会有助于你克服某个障碍。我们在这一章的末尾为你留了一些

空白，你可以把自己发现的其他障碍以及清除这些障碍的计
划写下来。

担心活动增加会使你的症状恶化

当你已经感到疲劳并可能正在经历疼痛或其他症状时，你
会对增加活动量感到担心，这是完全可以理解的。也许你过
去曾增加过活动量，但这样做之后让你感觉更糟了。也许你
听说了一些关于如何应对疲劳的相互矛盾的观点。有些人可
能建议你应该尽可能多地休息，所以当你尝试多做一些事情
时，这个观点可能会令你感到困惑。

然而，与活动相关的忧虑会阻碍你克服慢性疲劳，原因
如下：

- 担心活动量太多会妨碍你采取克服疲劳的行动。
- 活动量增多的直接结果可能是疼痛或疲劳暂时增加，
  你可能会误认为这对自己是有害的，这可能会导致你
  减少活动量，而不是继续尝试逐渐增加活动量。

为了克服这些困难，你可能会发现重读本书的以下部分会
有所帮助：

- 第1章可能会帮助你更好地理解你的症状。
- 第7章会告诉你如何逐渐增加你的活动量。读了第7章后你也会明白，当你改变你的行为时，症状轻微加重是正常的，这种情况通常只会持续很短的时间。
- 第9章可能会帮助你挑战你对症状的担忧的想法。

回顾这些章节将帮助你更加坚定地逐渐增加活动量，并接受症状的暂时加重。

完美主义

我们已经讨论过，对于一些人来说，完美主义的个性特征可能就是形成慢性疲劳综合征的因素之一（见图2.1，第34页）。对自己怀有极高的个人标准和期望，如果达不到就会感到痛苦，这种心理也会阻碍你的康复，可能会导致下列问题：

- 想一口气完成一项活动（例如写一篇论文或粉刷一个房间）——这可能会增加你的疲劳感，然后可能会导致你需要过度休息；
- 不能好好地放松，因为你觉得你**应该**做一些**有用的**事情；
- 因为害怕做得不够好而避免从事新的活动或恢复以前的活动；

- 由于过度怀疑会反复检查或重复做某事，从而导致难以完成任务或开始另一项任务（例如写电子邮件、论文或做家务）；
- 从未觉得自己做得足够好，这可能会令你对自己感到不满意；
- 经常自我批评，常常关注自己没有完成的事情而忽略自己完成的事情。

如果你有上述问题，我们建议你再看一看第9章，因为它将帮助你理解你的完美主义想法可能会如何影响你的症状、行为和情绪。并且，第9章将指导你如何挑战与完美主义相关的无益的想法和信念，因为这些想法和信念可能会让你更加难以取得进展。

此外，以下策略可能也会对你有所帮助：

- 写下你每天完成的三件事，不论它们看起来多么微小，例如洗碗、给朋友打电话、读五分钟书、准时起床。
- 表扬自己完成了哪些事，而不是批评自己没有完成什么事。
- 每天做一些令人愉快和有趣的活动，而不是专注于你觉得你应该做的事情。

如果想进一步了解完美主义，请阅读罗兹·沙弗兰（Roz Shafran）、萨拉·伊根（Sarah Egan）和特雷西·韦德（Tracey Wade）共同撰写的《克服完美主义》（*Overcoming Perfectionism*），戴维·伯恩斯（David Burns）的《良好的感觉》（*Feeling Good*）一书中的"敢于做普通人（Dare To Be Average）"一章，还有保罗·吉尔伯特（Paul Gilbert）的《克服抑郁症》（*Overcoming Depression*）一书中的"自我欺凌及如何挑战它（Self—Bullying and How to Challenge It）"一章。此外，下面这个关于自我关怀的网站对纠正自我批评也很有帮助：

www.compassionatemind.co.uk.

获得福利或收入保障

当你因为疲劳，行动受到严重限制时，毫无疑问，来自国家或保险公司的经济支持是非常重要的。但是在某些情况下，这些支持会让你的康复很难取得进展，原因如下。

- 如果福利或政策规定你每周只能工作几个小时、挣一定（少）量的钱或者什么工作都不可以做，那么你可能会觉得自己被限制住了。虽然你可能会觉得自己的情况已经有所改善，能够做一些工作，但你不希望失去经济支持，担心放弃福利或收入保障后你可能会发现自己无法胜任工作，无法解决未来的财务问题。

- 你可能需要定期接受体检或提出福利申请；这些可能会给你带来很大的压力，耗费你很多的时间，让你更难集中精力逐渐增加你的活动量。

- 你可能害怕回到原来的工作岗位，因为你觉得一开始就是这份工作导致你生病的。

如果你认为上述的某一条符合你的情况，你可以考虑参加一门课程或做一些志愿工作来逐渐增强你的毅力和信心，然后再重新开始带薪工作。如果你担心你的财务状况，可以把自己的支出和收入记录下来，以此评估自己有多少流动资金。

如果你正在接受收入保障政策（income protection policy，IP）的福利，那么这些策略可能对你有用，例如思考接受收入保障政策保护的优点和缺点。你可能会发现第213—214页的两个用行动解决问题的示例会给你带来帮助。你可能希望与你的雇主或职业健康部门（Occupational Health department）（如果你的公司有这个部门的话）讨论不同的返工方式。他们可能会很高兴你能从每周只工作几个小时开始循序渐进地重返工作岗位，或者你可以与他们讨论一下兼职工作或在家工作的可能性。

此外，如果你不想回到上一份工作或者无法回到上一份工作，那么你可以考虑与雇主讨论不同的解决方案，比如裁员补偿。

工作问题

如果你在工作，你可能会遇到很多问题。例如，你可能会发现需要在短时间内完成太多的工作，或者有太多的待办事项。如果是这样的话，和你的经理谈谈，看看能否达成某种妥协。如果你正为工作时间而烦恼或者不得不在高峰期通勤，也可以和经理谈谈，看看是否可以给予你一些方便和照顾。

如果你正在考虑回到工作岗位，那么你可能自然而然会有一些担忧。你可能会觉得你的雇主并没有真正理解你的疲劳问题。如果是这样的话，你可以把书中的一些相关信息复印下来，例如第15章"给伴侣、亲人和朋友的一些建议"。如果你正在循序渐进地回归工作，那么你可能会从你的职业健康部门那里得到一些指导和支持。他们可能会建议你计划好工作的时长以及在接下来的几周或几个月里如何逐步增加工作时间。如果你的公司没有职业健康部门，那么你可能需要与你的雇主或经理协商你的工作时间。为了确保你能够持续工作下去，很重要的一点是，要基于你的现实情况确定你一开始的工作时长。和你的经理讨论一下休息的安排也会有所帮助。如果你之前基本不休息，那么你可能会发现这很困难；但是如果你定时休息，你将更有可能继续工作下去。你可以根据工作的具体情况在工作日记中安排休息时间或者在手机上设置提醒吗？这可能会提高你定时休息的可能性。你可以在办公室找个地方躺下或安静地坐着休息；你也可以和雇主或经理就这方面谈一谈。

至于我们上面没有提到的其他工作问题，请参阅第210—215页"解决问题"这部分的内容，这可能会帮助你想出一些好的替代方案来解决你的具体问题。

其他疾病

患有另一种疾病可能会在很大程度上阻碍你持续取得进展。除了与疲劳相关的症状外，你可能还会有疼痛加剧或其他症状，这些症状会使你更难坚持有组织的活动计划，更难睡得好。如果你情绪低落，这也会增加疲劳感。如果你经常反复感染，例如胸部或尿道感染，你可能会感到更不舒服，可能会发现自己难以入睡，无法按计划进行活动。

如果你的睡眠受到了干扰，你可以重读一下第6章"改善你的睡眠"，这一章提供了一些可能对你有帮助的策略。你也可以阅读第12章"应对症状反复"。如果你的感染反复发作，这一章将帮助你应对症状加重的情况。

如果有另一位健康专业人士在帮你治疗其他疾病，那么可以告诉他，你正在运用本书介绍的认知行为策略克服慢性疲劳，这可能也会有所帮助。

相互矛盾的建议或不同的治疗方法

很多关于什么有助于克服慢性疲劳或慢性疲劳综合征的信息是相互矛盾的。虽然有证据支持认知行为疗法，但一些健康专业人士可能会建议你采用其他很少或几乎没有支持性证据的治疗方法。这可能会让你感到困惑。

当你试图遵循本书给出的建议时，开始新的治疗或饮食方法来应对疲劳可能会使你更难集中精力完成你的计划，更难找出是什么因素在阻碍你的症状改善。因此，我们建议你尽量遵循本书给出的建议。此外，如果你在阅读本书时没有采用其他治疗方法，那么你将能够更清楚地了解是什么阻碍了你的症状改善，这将帮助你更好地应对症状在未来的反复。在阅读本书时，如果你发现你的症状明显改变或加重了（不太可能发生这种情况），那么我们建议你去看一下医生。

"错误的"社会支持

这听起来可能有点自相矛盾！社会支持怎么会是错误的呢？然而，某些类型的支持会让你更难前进。有时候，善意的亲人或朋友可能会担心你的活动和休息计划以及一些相关的安排会使你的症状恶化。他们的这种想法可能在某种程度上基于过去的经验。他们虽然非常关心你的健康状况，但可能关心则乱，无法客观看待你的问题。

如果你发现亲人或朋友对你正在进行的计划持保留意见，那么试着让他们知道你认为这个方法是正确的，而且尽管要想使症状得到改善需要时间，但有证据表明它可以帮助你变得更好。你也可以让他们阅读第15章中为伴侣、亲人和朋友提供的建议。

你也可以考虑把第15章的内容复印下来，给与你经常接触的人看，比如导师或雇主，帮助他们了解你的疲劳问题。看了这些内容，他们可能会与你探讨如何给予你支持。

如果你对告诉别人你想要什么或不想要什么有点担心，那么你可以再看一遍第210—215页关于"解决问题"的那部分内容，或者再读一遍第9章"克服无益的思维模式"，这些内容可能会对你有帮助。你还可以阅读一些关于如何增强自信的书籍。

缺乏社会支持

如果缺乏社会支持，你就只能完全依靠自己，那会让你很难取得进步。如果你独自生活，又没有家人或亲密的朋友住在附近，你可能会发现在实际事务中很难照顾好自己，例如做饭和购物。如果你度过了糟糕的一天，却没有人给你任何支持或鼓励，你可能会更难坚持执行你的计划。

如果你遇到了上述情况，并且你的疾病极大地限制了你，那么可以考虑与你的医生交谈一下，这可能会有所帮助，他可能会对你的情况进行评估，并告知你可以获得哪些实际支持。和邻居聊聊天，看看他们是否能偶尔帮助你，这也会很有帮助。也许你可以为他们做一些小事作为回报。你也可以问问住得不远的朋友，看看他们能否不时地来看看你。

文化问题

宗教和文化信仰会影响我们对疾病的反应和思考方式。人们可能会认为疾病是"来自上帝的考验"或对错误行为的惩罚。你可能会觉得，或者别人会告诉你，如果你的信念足够坚定，你就能战胜你的疾病。你甚至可能会因为没有对自己所拥有的一切心存感激而感到内疚。一些文化认为，疾病和厄运可能是那些想要伤害你的人通过超自然的媒介造成的。可能会有人建议你去找一个**巫师**来解决这个问题。

在需要的时候去寻求信仰是可以理解的。信仰是许多人希望和力量的源泉，有时它有助于我们理解为什么不好的事情会发生。然而，利用所有可获得的帮助也同样重要。

有些文化难以接受某些疾病，尤其是找不到明显的身体原因的疾病。如果你或那些与你亲近的人来自这种文化，那么这可能会导致你们不断接受许多不必要的考验，而不是集中精力进行你的认知行为治疗计划。无法找到疲劳的身体原因，并不意味着你所经历的身体症状是不存在的。你可能会发现回顾第 1 章对症状的详细解释会有所帮助。你的亲人和朋友可能会发现阅读第 15 章的内容对他们有帮助。

正在面对充满压力的情况

无论你多么努力，任何一种压力都会让你更难取得持续的进步。压力会加重你的疲劳感和其他症状，也会让你更难在睡觉时间或应该休息或放松的时候关闭身体开关。

可能会带来压力的情况包括：

- **生活事件**。不管是好的、坏的还是不好不坏的，比如搬家、结婚、开始一份新工作或失去亲人。

- 因不能工作或减少工作而造成的**经济困难**。

- **环境**。你可能生活在一个不舒服、不愉快或混乱的环境中，很难放松下来。你可能会觉得你的家很乱，因为你很难让它保持整洁。你家里或附近可能有很多噪音，这些噪音可能来自其他住户、邻居或交通。你的房子可能太热或太冷。你可能无法和与你一起生活的人和谐相处。

- 与伴侣或其他家庭成员的**关系**紧张。

- **孤独**。也许是因为你独自生活，也许是因为你失去了朋友，也许是因为你由于疲劳不能经常出门。

- 家庭成员生病或出现其他问题。

如果以上任何一种情况适用于你，你可能会发现阅读第10章"克服与慢性疲劳有关的担忧、压力与焦虑"会有所帮助。有关解决问题的那部分内容可以帮助你思考解决问题的替代方法。你也可以考虑每天留出一小段时间专门思考如何解决你的问题，如要了解更多信息，请参见第93—95页的"减少夜间忧虑"一节。别忘了留出时间放松一下。与亲密的朋友或亲人讨论你的担忧（如果可以的话）可能会有所帮助。最后，利用任何与你的问题有关的可用资源，例如与财务顾问或你的银行讨论财务问题，与房东或环境卫生部门讨论生活环境方面的问题。

突破舒适区

如果你疲劳了很长一段时间，你可能已经停止做很多你过去经常做的事情。有些可能是你生活中很重要的一部分，比如工作、社交或学习。还有一些可能是非常小的事情，比如付账单或给别人打电话。当我们停止做某些事情一段时间，我们就会对自己做这些事的能力失去信心。无法从事之前的活动，也许是因为你对自己做事的能力缺乏信心，也许是因为你担心事情不会按计划进行。

如果你觉得这些情况适用于你，你可能会发现阅读第10章"克服与慢性疲劳有关的担忧、压力与焦虑"会很有帮助，这一章介绍了一些策略，可以帮助你恢复以前的活动，并尝试新的活动。此外，第9章"克服无益的思维模式"可能也会为你提供一些有用的启示。

最后，列一份清单，按照从易到难的顺序写下你很久以来没做而又想做的事情。每周把清单上的一两件事情加入你的计划中。

请在下一页的横线上写下自己遇到的障碍以及克服障碍的计划。

我自己的障碍及应对计划

1.

- _____

  _____

  _____

  _____

2.

- _____

  _____

  _____

  _____

3.

- _____

  _____

  _____

  _____

4.

- _____

  _____

  _____

  _____

12 应对症状反复

有时候你的症状可能会出现反复，即症状持续加重几天以上。虽然当时可能感觉真的很难熬，但它可以帮助你更深刻地理解你的疲劳问题，并提高你在未来应对症状反复的能力。大多数人都能很轻松地应对症状的反复，并在康复过程中取得进展。重要的是不要惊慌！

你的症状可能会在你读这本书时或读完这本书后出现反复。如果你的症状出现了反复，你可能会觉得自己在倒退，然后就可能不再继续保持当前的活动水平了，而是会回到旧的模式，例如为了应对症状而休息，白天睡觉，或者一旦有点精力就过度活动。你可能会感到沮丧，不知道该怎么做才最好。

重要的是要明白，症状反复是无法避免的，但你可以很轻松地应对它。关键是当症状出现反复时，你要能够意识到它，并采取一些积极的行动来应对它。

症状反复的常见起因

症状出现反复通常是有原因的，不过找出这个原因有时具有一定的挑战性。下面这些情况更容易让你的症状出现反复，并增加你的疲劳感，使你难以继续进行有规律的活动和放松。

- 发生感染或患上另一种疾病。
- 经历一些重大的生活事件，例如搬家、失去亲人、换工作、结婚或离婚。
- 身处压力很大的环境中，例如有建筑工人／装修工人在你家工作，需要按时完成工作或学习任务，或者你正面临着人际关系问题或家庭问题。
- 情绪抑郁。
- 停止使用本书介绍的技巧，恢复旧的行为模式。

如何应对症状反复

下面列出的策略可以帮助你应对症状反复，回到正轨。

- 如果你除了慢性疲劳之外还发烧了或患上了其他疾病，那么多休息一天左右直到你的体温恢复正常是很重要的。

- 不要试图增加太多的休息时间或者一直休息到所有症状都消退，因为这样做可能会拉长恢复周期。

- 一旦你意识到自己没有很好地执行计划，就要试着将问题扼杀在摇篮中，这样才会让你更快回到正轨。

- 如果你没有时间或感觉没有能力完成你所有的计划，那么就给所有的活动安排一个优先次序。第210—215页有关"解决问题"这部分的内容将会对你有所帮助。

- 记住，在安排各种活动和放松时，要尽可能做好平衡。

- 降低对自己能力的期望，并为取得的成果表扬自己。

- 与家人或朋友讨论你的担忧，或许可以向他们寻求帮助或支持。

- 如果你的疲劳或其他症状持续加重超过几周，那就需要去看一下医生了。

如果在读完本书后症状出现了反复怎么办

- 回归基本。回顾书中所有的信息，但首先要关注第6章"改善你的睡眠"和第7章"制订活动与休息计划"。

- 记录一周的活动日记和睡眠日记（如果有睡眠问题的

话），因为这样可以找出你的活动、休息和睡眠模式。

- 根据你的活动日记和睡眠日记中的信息，制订一个基本的活动计划以解决问题。

- 确保你基于自己的实际情况计划了各种各样的活动，并有规律的放松/休息时间。

- 为了监控你的进展，你可以继续在活动日记或目标完成记录表中记录你的活动，直到你感觉更好一些。

- 如果在尝试这些方法几周后你仍然无法应对症状反复，那就去看一下医生吧。

- 参考上面关于"如何应对症状反复"一节的内容，并在第262—263页写下你的应对计划。

第三部分

继续前进

简　介

我们希望，当你读到这一部分内容时，你不仅发现了一些管理慢性疲劳的有用方法，而且感觉已经更好，并正走在逐步康复的道路上。

这一部分旨在帮助你评估你的进展，发现尚未解决的问题，学习如何巩固已取得的成果并继续进步。

我们建议你先读完与自己症状相关的所有章节，在你感觉稍微好些并正在顺利地实现自己的目标时，开始阅读本书的这一部分。实际上，这可能需要几个月的时间。

首先，我们猜想你可能会想要知道我们在第2章介绍过的萨拉、艾莉森和本的最新情况。他们都运用了书中介绍的认知行为疗法中的策略。

萨 拉

萨拉接受了 7 个月的治疗，然后在接下来的一年中每隔 3 个月接受 1 次（总共 4 次）随访。在本书前文中，你已经看到了她的一些日记和行动示例。到了治疗的第 14 个阶段，她有一半的时间会感到疲劳，但感觉疲劳更容易控制了。她更经常出去社交、锻炼身体。她已经完成了大学二年级的学业，总体上感觉更自信，心情更愉快，不那么焦虑了。在 3 个月后的随访中，她的疲劳感进一步减轻，她感觉实际上疲劳并没有阻碍她做任何事情。在 6 个月后的随访中，她说在大学三年级刚开始时她的疲劳感略有增加。尽管她不能参加所有的课程，但她一直与导师保持联系，并在家里努力完成她的课程作业。她尽了最大的努力继续和朋友们见面，参加之前因为焦虑而感到困难的社交活动。在最后一次随访时，她已经获得了学位，正在考虑要找什么工作。她打算在找到带薪工作之前先做一些兼职工作或志愿工作，以建立自己的信心和毅力。她坚持每天散步，还进行了第一次短距离跑步。她的情绪和焦虑还在不断改善。

艾莉森

艾莉森在 8 个月的时间里每两周接受一次治疗，然后在第二年接受了 3 次随访。在常规治疗结束时，她已经成功地增加了散步的距离，做到了每天只休息3小时，要知道在治疗开始时她每天需要休息6—8小时。她越来越经常地和朋友见面，开始做更多的家务，更经常出去采购，还报名参加了一个创意写作课程。她和丈夫的关系也有所改善，因为丈夫对她的慢性疲劳综合征有了更多的了解，而且他不再需要承担所有的家务。在3个月后的随访中，她说她开始上创意写作课程，而且非常享受。她能和儿子一起做更多的事，比如陪他去公园，请他的朋友到家里来吃饭，辅导他写作业。在6个月后的随访中，她说自己在继续进步，之前大部分暂停的家中事务她已经重新接手。在一年后的随访中，她说她回到了幼儿园做兼职工作。

总的来说，艾莉森认为书中介绍的认知行为治疗策略增进了她对慢性疲劳综合征的了解，并为她提供了一些有用的方法来解决与慢性疲劳综合征相关的问题。她决定暂时不回去做全职工作，因为她很享受拥有一些空闲时间，而且想上一些进修课程。她对自己与人相处的能力更加有信心了，她结交了一些新朋友，也与一些旧朋友重新恢复了联系。

本

他在治疗过程中取得了稳步进展。他的主要目标是找一份全职工作，然后重新开始长跑。

在治疗结束时，他开始了一份全职工作 —— 会计助理，而且表现得很好。当时他已经能每周跑步3天，总共跑26英里（约42千米）了。他睡得很好，心情也很好，不再觉得自己有疲劳的问题。在3个月、6个月和9个月后的随访中，他说一切都进展顺利。他开始学习一门运动治疗科技学士课程，需要每周末去上课。因此，他决定把工作天数减少到4天。他仍然在逐渐增强自己的跑步能力，并开始参加比赛。

在9个月后的随访中，他说他能每周跑60英里（约97千米），并计划下个月去参加一场享有盛誉的跑步比赛。他还设定了其他的跑步目标，包括第二年参加马拉松比赛。他觉得自己已经完全康复了。我们讨论了他认为对他的康复至关重要的因素。他提出了很多观点，他很高兴我可以和大家分享这些观点：

- 接受——康复需要时间。而且，为了康复，他需要减少锻炼，停止工作一段时间。
- 饮食——饮食要健康、均衡、有规律。
- 有规律地起床和睡觉。
- 计划好每天的活动和休息时间。
- 逐渐增加活动量。
- 当遇到困难时，他会退后一步，思考自己的无益想法。
- 记住自己身体不适时所经历的一切，在感觉好转时不要太得意忘形。

他还觉得，慢性疲劳综合征让他能够以不同的方式看待自己的生活，思考什么才是最重要的，包括什么事情会让他感到快乐。他得出的结论是，金钱不是一切，因此他决定更多地发展自己对体育的热爱，而不是从事一份高薪工作。

13 为未来做准备

恭喜你读到了本书的这个部分，为你点赞！我们希望现在你对应对慢性疲劳更有信心，感觉更好一点，并且已经开始做更多你想做的事情了。在这一章中，我们将讨论如何保持成果，并在此基础上继续进步。我们还会帮助你思考症状出现反复的诱因，这样当问题出现时，你就能准备好把它们消灭在萌芽状态了。

我要如何保持成果

你可能实践了书中介绍的很多方法和策略，才取得了进步，达到了现在的状态。有些方法可能是相当简单的，比如每天有一个规律的作息，有计划地休息，以及按照计划参加各种活动。而且你可能已经做出了其他一些有助于你康复的改变，比如重新和朋友联系，寻求帮助，把任务委托给别人，适当降低对自己的高标准以减少给自己带来的压力。花点时间思考一下你觉得什么有助于你，这是很有益处的，因为这样可以助你确保自己继续做那些有益的事情。第257—258页有一份"进展评估表"，它可以帮助你完成这件事。

以下建议旨在帮助你保持已取得的成果，并在此基础上继续进步：

- 继续你的活动计划，有计划地进行日常活动和休息。当你逐渐感觉好些时，你可能会减少休息时间，这是完全恰当的。但是不要试图停止休息，因为这可能会导致你回到以前的状态。
- 确保你能在生活中平衡好不同类型的活动和放松时间。
- 每天至少花30分钟至1小时时间做自己想做的事。这并不是要把你觉得应该做的事情做完！
- 即使你觉得没有时间休息或自己不需要休息，也要确保你在工作、学习或照顾孩子时能有规律地短暂休息。
- 尽量保持有规律的睡眠模式。如果你感觉好些了，你可能就不用再严格规定起床时间和上床时间了。偶尔晚一点上床或起床也没事，只要这没有带来很不好的影响，或者让你开始难以入睡或早早醒来。

- 每周至少锻炼5天。做什么锻炼取决于你的个人目标。即使每天步行几分钟也会有所帮助。

- 有规律地进食。

- 如果你发现自己有太多的事情要做，那么要分清优先次序，寻求帮助或委托他人去做。

- 一定要继续执行康复计划中更精妙的部分，比如核心信念、行为实验，以及你已经做出的改变，比如表达你的需求、寻求帮助、分清事情的优先次序，等等。

我要如何监控和跟踪自己的进展

你可能已经做了几个月的记录。你可能已经记录过睡眠和活动日记，然后开始记录目标完成记录表。为了跟踪你的进展，你可能会发现继续记录某种日记或表格会很有帮助。除非你觉得活动日记或目标完成记录表特别有用，否则就不需要继续记录下去了。我们设计了一个记录表来跟踪你的进步，需要书写的内容相对更少。我们称之为"进展记录表"，第254—255页有两个完整的示例，第256页还有一张空白的记录表，你可以复印几份，进行填写。只要你觉得有用，就可以一直记录下去。

记录这张表格的目的是，帮助你优先考虑你想要关注的事情。你可能会发现每周抽出几分钟时间来回顾你上一周的进展是很有帮助的。你不需要写下这一周参加的所有活动，比如每周游泳，每周做2次1小时的行政工作，每天休息3个30分钟，等等；而是可以确定一个优先次序，比如每天抽出1小时的时间做自己想做的事，开始寻找志愿工作，联系老朋友。如果你能定期回顾自己的进步，就能真正帮助你跟踪自己的进展，因为如果状态变差了，你更有可能注意到这一点，然后你就可以早早采取一些行动。

我要如何改变自己的生活方式

做出改变是保持持久进步的重要方式。你可能有一些一直努力想实现的目标，如果没有，那么你可以考虑给自己设定一些新的目标。

如果你感到疲劳已经有很长一段时间了，那么你不仅可能已经放弃了很多事情，比如工作和社交，而且其他人可能已经承担起你以前负责的一些事情，比如购物、做饭、付账单、家庭维修。如果是这样的话，你可以恢复其中的某些活动，这将是积极的一步。记住，循序渐进地参与更多活动，如果

进展记录表示例1

一周开始了……

日期	当前计划 列出我这周的计划。	评价 我的计划的实行情况如何?	进一步计划 下周/两周我能做一些什么改变?
9月4日	早上9点前起床，穿好衣服。 每天休息3次，每次一小时。 每天散步2次，每次5分钟。 每天阅读2次，每次30分钟。 每周和一个朋友共进午餐1小时。 晚上11点前上床睡觉。	在准时起床和睡觉方面做得很好。 每次休息都稍微超过了1小时。 做不到每天散步2次。 可以按照计划阅读。 每周都见朋友。 总的来说，做得很好。	每天早上8:45起床。 定个闹钟，确保我按时起床。 尽量在固定的时间散步，例如上午10点和下午6点分别散1次步。 每天阅读2次，把每次的阅读时间增加到40分钟。 每周和朋友见面2次，每次1小时30分钟。 保持就寝时间不变。

一周开始了……

进展记录表示例 2

日期	当前计划 列出我这周的计划。	评价 我的计划的实行情况如何?	进一步计划 下周/两周我能做一些什么改变?
9月4日	试着重新定期去健身房锻炼。每周去健身房3次,每次30分钟。和朋友一起出去庆祝生日;午夜前回家,以免第二天太疲劳。寻找新公寓。	第一周去了3次健身房,第二周去了2次。晚上出去玩得很开心,但很晚才回家。第二天感觉非常糟糕,所以没有去健身房。发现找公寓真的很累人,但还是设法找到了一套新公寓。	可以做到坚持定期去健身房锻炼。我将在接下来的两周里努力保持下去。这周有一天晚上我要去听音乐会,会尽量在午夜前赶回家,这样第二天我就不会错过其他有趣的事情了。试着确保我每天至少按计划休息1小时,因为我发现休息时间太少了。

进展记录表

一周开始了……

日期	当前计划 列出我这周的计划。	评价 我的计划的实行情况如何？	进一步计划 下周／两周我能做一些什么改变？

有必要，可以把这些事情分解成一个个可操作的步骤，当然也可以寻求帮助。

评估进展

正如我们在这一章前面提到的，花点时间思考本书对你有帮助的内容以及为了继续进步你需要做些什么，是很有益处的。我们建议你在方便的时候抽出30分钟左右的时间来完成下面的进展评估表。

进展评估表

请尽可能详细地填写以下部分。

1(a) 对于慢性疲劳综合征/我的疲劳问题，我主要了解了哪些知识？

_____

_____

_____

1(b) 什么因素可能导致我患上慢性疲劳综合征或出现疲劳问题？
（例如：一直很忙碌，反复感染，追求完美。）

_____

_____

_____

_____

1(c)什么因素可能导致我持续感到疲劳？

（例如：不稳定的睡眠模式，长时间活动后长时间休息，承担了太多的责任。）

_____

_____

_____

_____

2 在阅读本书的过程中，我发现哪些策略是有用的？

（例如：有规律地休息，在固定的时间睡觉，挑战无益想法，改变对自己的期望。）

_____

_____

_____

_____

3 为了继续进步，我还需要在哪些方面做出改进？

（例如：我还没有完成的目标，定期休息，改变无益的核心信念。）

_____

_____

_____

_____

现在请翻到下一页，想一想在接下来的三个月里你要努力做些什么。

朝着当前的目标或新目标努力

我们设计了名为"未来三个月的目标"的表格（见第259—261页）。每过三个月，你可以在一张表上写下你在未来三个月里的目标，并制订实现这些目标的计划。如果你愿意，你可以根据你的目标改变你的时间框架。

未来三个月的目标
请写下你计划在未来三个月里想努力实现的目标。
写一份详细的计划，说明你打算如何实现每一个目标。
在三个月结束时评估你的进展，然后翻到下一页，计划接下来三个月的目标。

未来三个月的目标

请写下你计划在未来三个月里想努力实现的目标。

_____

_____

_____

_____

_____

_____

_____

写一份详细的计划，说明你打算如何实现每一个目标。

_____

_____

_____

_____

_____

_____

_____

在三个月结束时评估你的进展，然后翻到下一页，计划接下来三个月的目标。

未来三个月的目标

请写下你计划在未来三个月里想努力实现的目标。

_____

_____

_____

_____

_____

_____

_____

_____

_____

写一份详细的计划，说明你打算如何实现每一个目标。

_____

_____

_____

_____

_____

_____

_____

_____

_____

_____

_____

应对症状反复

　　你应该已经在第12章中读到过如何应对症状反复的内容。为了防止症状反复或者在症状出现反复时将它的负面影响降到最低，你可以思考一下症状出现反复的诱因以及你可以采取什么样的应对策略，这样做会很有帮助。你可以根据下面"防止症状反复"的表格的提示进行填写。

防止症状反复

回顾第11章"应对症状反复"，然后完成这张表格。

我能找出使我疲劳加重的警告信号或诱因吗？

（例如：我很忙，感染了病毒，睡得不好，起床更困难。）

_____

_____

_____

_____

_____

_____

_____

如果我发现自己陷入了困境，我应该如何应对？

（例如：确保按照计划休息，并在必要时稍微增加休息时间，不要整天躺在床上，与伴侣或朋友讨论自己的情况，寻求帮助，按照优先次序安排自己的活动。)

_____

_____

_____

_____

_____

_____

_____

14 有用的资源

在本章中，我们提供了一些资料的来源以及如何获得专业医生的帮助和治疗的建议，希望能帮助你取得进一步的进展。

延伸阅读

下面列出的书籍都给出了很好的实用建议，可以帮助我们解决许多这本书没能详细介绍的问题。

David D. Burns, *Feeling Good* (Avon Books, 1999).

Melanie Fennell, *Overcoming Low Self-esteem, 2nd edition: A self-help guide using cognitive behavioural techniques* (Robinson, 2016).

Paul Gilbert, *Overcoming Depression, 3rd edition: A self-help guide using cognitive behavioural techniques* (Robinson, 2009).

Dennis Greenberger and Christine Padesky, *Mind over Mood, 2nd edition* (Guilford Press, 2015).

Helen Kennerley, *Overcoming Anxiety, 2nd edition: A selfhelp guide using cognitive behavioural techniques* (Robinson, 2014).

有关慢性疲劳综合征的网站

伦敦国王学院医院的持续身体症状研究和治疗部门设有一个网站，提供了更多关于慢性疲劳综合征的信息：

https://www.national.slam.nhs.uk/services/adult-services/persistentphysicalsymptomsresearchandtreatmentunit.

美国认知行为治疗学会（Association for Behavioral and Cognitive Therapies in the USA）

网址：http://www.abct.org

澳大利亚认知行为治疗学会（Australian Association for Cognitive and Behavior Therapy）（西澳大利亚）

网址：https://www.aacbt.org.au/

欧洲认知行为治疗学会（The European Association for Behavioural and Cognitive Therapies）

网址：www.eabct.eu

咨询专家或治疗师

如果你想找一位慢性疲劳方面的专家和治疗师帮你看看，那么可以请你的医生为你推荐一位这方面的专家或治疗师。

第四部分

其他人如何帮助你

简　介

　　这一部分为你身边的人提供了一些简要的信息，它讲述了什么是慢性疲劳综合征，以及可能是什么导致了它的发作并使你持续感到疲劳。这一部分还提供了一些关于身边人可以如何帮助你的建议。无论你感到疲劳的原因是什么，我们都希望这一部分的内容将有助于你身边的人更好地帮助你康复。

15 给伴侣、亲人和朋友的一些建议

无论出于何种原因，对饱受疲劳之苦的人来说，如果身边有人稍微了解他们的问题以及他们试图用什么方式来解决问题，这将对他们非常有帮助。这一章的第一部分介绍了一些关于慢性疲劳综合征的基本事实，这些事实并不一定适用于每个人。第二部分将指导你①如何帮助他们。

本章的目的是让你：

- 了解关于慢性疲劳综合征的一些基本事实；
- 指导你如何帮助他们充分发挥这本书的作用。

———————

① 本章的"你"指受疲劳问题困扰的人的伴侣、亲人和朋友等身边的人。——编者注

关于慢性疲劳综合征的基本事实

什么是慢性疲劳综合征

慢性疲劳综合征，也被称为病毒感染后疲劳综合征或肌痛性脑脊髓炎，是一种以不同方式影响人们的疾病。慢性疲劳综合征的主要症状是持续性的疲劳，这可能会发展到非常严重的程度，甚至会令人失能，导致生活方式受到很大的限制。其他相关症状可能包括肌肉或关节疼痛、喉咙痛、头痛、头晕、注意力不集中和记忆力丧失。睡眠问题也很常见，例如白天睡得更多，晚上难以入睡，经常醒来，即使睡觉也很难使其精神得到恢复。

慢性疲劳综合征的症状和后果因人而异。大约25%的慢性疲劳综合征患者由于症状严重，闭门不出。其他人可能可以参与一些活动，比如去工作、照顾家庭和孩子或者学一门课程。然而，做这些事情对患者来说很吃力，这可能会导致患者几乎没有精力去进行其他活动，比如见朋友、锻炼身体或发展其他个人兴趣。

是什么导致了慢性疲劳综合征

慢性疲劳综合征的诱因可能有很多，但不太可能找到单一的原因。在许多病例中，下列因素同时出现很容易导致慢性疲劳综合征：

- 患病或发生一系列感染；

- 无论是在工作还是在家里，都过着忙碌或紧张的生活；

- 生活中的压力事件，比如失去亲人、搬家、换工作、结婚、结束一段长期关系：所有这些都可能导致感染或疲劳的增加；

- 怀有很高的个人期望，想努力把事情做得完美：这可能会形成压力，有时甚至会令人感到精疲力尽。

是什么让慢性疲劳综合征持续下去

人们经常想知道为什么慢性疲劳综合征会持续几个月甚至几年。下面列出了其中的一些原因。

- 恢复以前的活动，例如在发生感染后过早恢复工作，这可能会延误康复。

- 当感染或疾病消退后，休息过多会导致身体状况不佳，并对肌肉、免疫系统和神经系统产生特别不利的影响。随后可能出现的问题包括更容易生病，症状包括肌肉无力和感觉迟钝，记忆力差和注意力不集中。

- 过度剧烈的运动和长时间休息交替，长期来看会使疲劳加重，因为身体还不习惯持续的活动和休息的模式。

- 就寝或起床时间不规律，白天休息或睡得过多，可能会导致夜间睡眠受到干扰，无法恢复精神。晚上睡不好很可能会增加疲劳感和其他症状。

- 对症状的担忧可能会导致人们停止或减少某些活动。这种对生活方式的限制又会进一步导致他们感到沮丧和消沉，从而对症状产生不利影响。

- 各种不同来源的建议会导致人们感到困惑和不确定，不知道该怎么做才是最好的。

- 慢性疲劳综合征会带来严重的问题，使生活发生改变，例如经济困难、社会接触减少或家庭角色的改变。这些困难会令人感到受挫和无助。这些感觉是人类面对压力时的自然反应，一些人会因此变得情绪低落。情绪低落又会导致人感到疲惫，进一步加剧疲劳，降低活动的欲望。

你能帮上什么忙

如果你身边有人患有慢性疲劳综合征或因为其他疾病而感到疲劳，你的理解和支持会为他们的康复带来极大的帮助。这本书介绍了许多基于认知行为疗法的技巧。认知行为疗法是一种实用的方法，对患有各种疾病的人都有帮助。一些慢性疲劳综合征患者以及因为其他原因感到疲劳的人会发现认知行为疗法对他们是有益的。

你可以用以下方法帮助你的伴侣、亲人或朋友。

- 与对方讨论，问问他们希望你如何帮助他们。也许他们想让你参与其中，比如陪他们按计划散步，打电话喊他们起床，或者每天和他们讨论康复的进展。他们也可能想主要靠自己完成计划，但希望能从你那里获得一点支持和鼓励。

- 花点时间阅读这一章的内容，这样你就能对慢性疲劳综合征以及他们为了克服这种病正在付出的努力有更多的了解。前面的章节可以提供给你更详细的信息，也会为你带来帮助。

- 如果你知道他们正在努力实现的目标是他们活动计划的一部分，那么当你看到他们的进步时，请表扬他们。你的鼓励会帮助他们认识到自己正在进步。这些进步可能看起来很小，例如每天早起15分钟，每天多散步1分钟，白天不睡觉等，但做到这些往往需要他们付出巨大的努力。

- 当你看到对方为了实现计划付出努力，无论是做某一项家庭作业，记录活动日记，还是阅读本书中的信息，请给予他们鼓励。实践本书中介绍的技巧非常耗时，而且需要付出大量的努力，所以他们得到的鼓励越多，就能越好地运用这些技巧。提醒他们，如果他们坚持实行自己的计划，他们可能会感觉更好，循序渐进地取得一些小进步是获得成功的关键。

- 当你的伴侣、亲人、朋友开始清理他们的无益想法时，一开始他们会试图找出那些可能阻碍他们进步的想法，比如"我永远不会好起来了"或"我应该能做得更多"。一旦他们找出了自己的无益想法，他们就会学着挑战这些想法，试着想出更多的有益想法。他们可能会请你在他们说出一些"消极"或"无益"的想法时，向他们指出这一点。挑战无益想法可能会很困难，因为有益的替代想法不总是那么容易找到。当某人感到心情不好、沮丧、担心或情绪低落的时候，尤其如此。如果他们遇到了困境，尤其是进展缓慢的时候，你可以提出一些有益的替代想法来帮助他们，例如他们已经取得了什么成果。在思考替代想法时，你可以参考第151—152页的10个问题。

以下几点也是需要你考虑到的

- 当他们开始践行书中的方法时，他们可能会注意到症状有所加重。这通常是暂时的，是他们的活动和休息模式发生改变的结果。此时，他们特别需要鼓励和支持，因为他们可能会为了应对症状加重而减少活动。很重要的是要向他们强调，症状的轻微加重是正常的和暂时的，出现这种情况是因为他们正在做出一些改变。鼓励他们坚持运用这些技巧，因为如果坚持下去，他们通常会发现自己的症状将逐渐减轻，而且能够更自在地从事这些活动，然后就可以做更多的事情。

• 有时人们想做的事情太多了（通常是在他们感觉更好的日子里）。在这些时候，很重要的一点是要鼓励他们坚持遵照计划去做，因为如果做太多事情，不按计划休息，可能会导致症状加重到难以承受的程度，延误康复的进展，甚至出现倒退。

• 如果他们想让你积极参与他们的计划，那么每周留出固定的时间与他们讨论进展情况可能会有所帮助。这样你就有机会巩固他们的成果，在他们遇到困难时给予鼓励，并且把你对他们计划的担忧告诉他们。重要的是，无论你认为他们参与的活动太多还是太少，你都要用一种非评判的方式来表达你的想法。

• 症状可能会出现反复。症状反复只是康复阶段的一个小插曲，当然症状出现反复并不意味着本书中介绍的策略没有帮助。在某些情况下症状更容易反复，例如，如果他们患上了另一种疾病或生活变得更忙碌、压力更大。这些情况可能导致症状加重，无法按照计划进行。在这些时候，重要的是要提醒他们症状反复只是暂时的。鼓励他们阅读本书中的相关内容，帮助他们重新回到正轨。他们应该把症状反复看作是需要克服的挑战，而不是灾难。如果你身边有人在读完本书后症状出现了反复，那么可以与他讨论如何帮助他回到正轨，比如制订一个小的活动和休息计划，持续进行几周，或者直到他感觉自己可以更好地应对为止。

- 我们希望，读完本书后，人们会感到不那么疲劳，可以多做点事，少休息一会儿。重要的是要鼓励他们平衡好各种活动和休息。打破正常作息，停止某些活动，或不规律地休息，都可能会导致倒退。只要平衡好活动和休息，就可能一步步康复。他们可能会逐渐在生活中做出相当实质性的改变，例如重返工作岗位、开始上大学或接管家务。虽然这些都意味着他们取得了良好的进展，但做出这些改变对他们来说可能是相当具有挑战性的，特别是如果他们患慢性疲劳综合征已经有一段时间了。如果你能支持和理解他们，他们一定会感激你的。

图书在版编目（CIP）数据

疲劳自救手册：用认知行为疗法找回元气满满的自己 /（英）玛丽·伯吉斯，（英）特鲁迪·查尔德著；张淼译. — 广州：广东旅游出版社，2021.10

书名原文：OVERCOMING CHRONIC FATIGUE

ISBN 978-7-5570-2610-3

Ⅰ.①疲… Ⅱ.①玛… ②特… ③张… Ⅲ.①慢性病—疲劳（生理）—综合征—防治—手册 Ⅳ.① R163-62

中国版本图书馆 CIP 数据核字 (2021) 第 193761 号

本书简体中文版版权归属于银杏树下（北京）图书有限责任公司。

图字：19-2021-249 号

出 版 人：刘志松　　　　　　　选题策划：后浪出版公司
著　者：[英] 玛丽·伯吉斯　　　译　者：张　淼
　　　　[英] 特鲁迪·查尔德
出版统筹：吴兴元　　　　　　　责任编辑：方银萍
编辑统筹：王　頔　　　　　　　特约编辑：谢翡玲
责任校对：李瑞苑　　　　　　　责任技编：冼志良
装帧制造：墨白空间　　　　　　封面设计：棱角视觉
营销推广：ONEBOOK

疲劳自救手册：用认知行为疗法找回元气满满的自己

PILAO ZIJIU SHOUCE: YONG RENZHI XINGWEI LIAOFA ZHAOHUI
YUANQIMANMAN DE ZIJI

广东旅游出版社出版发行
（广州市荔湾区沙面北街71号）

邮编：510000
电话：020-87348243
印刷：北京汇林印务有限公司　　　　开本：889毫米×1194毫米　32开
字数：172千字　　　　　　　　　　印张：9.5
版次：2021年10月第1版第1次印刷　定价：45.00元

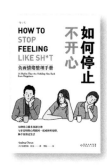

《如何停止不开心：负面情绪整理手册》

☆ 18种语言版本热销全球，与多芬特约心理顾问一起戒掉坏情绪，换个姿势过生活

著者：[美] 安德烈娅·
欧文（Andrea Owen）
译者：曹聪
书号：978-7-221-
16004-1
出版时间：2020年8月
定价：39.8

内容简介 | 面对生活中的重重压力，本书作者也曾被负面情绪淹没，不知所措。在爬出人生低谷的过程中，她意识到有一系列坏习惯破坏着很多人的生活，并将其分门别类，整理成书。

本书用洒脱、幽默的语言，一针见血地指出了14个人们常见而又不自知的自我毁灭行为模式，即内心的自我批评、孤僻、麻木机制、与他人比较、自毁、冒充者综合征、讨好别人、完美主义、故作坚强、过度控制他人、灾难化思维、归咎于人、装作无所谓、过度成就等，并根据每一种行为提出直接、具体的建议和解决方案，帮助读者实践一种新的生活方式，实现自我提升，悦纳自己，活出真我。每一章集中讨论一种行为，没有沉重的自我检讨，只有切中要点的提醒，以及如何改变的贴心建议。